Heike Achner

AF190116

Milde Medizin

Band 1: Arthrose

Hinweis

Dieses Buch dient der Information über Möglichkeiten der Selbsthilfe bei Arthrose. Wer sie anwendet, tut dies in eigener Verantwortung. Die Aussagen in diesem Buch wurden von der Autorin sorgfältig recherchiert und geprüft. Sie ersetzen aber keinesfalls eine ärztliche Diagnose mit therapeutischer Beratung. Ernsthafte gesundheitliche Beschwerden erfordern professionelle medizinische Behandlung. Alle Angaben in diesem Buch erfolgen daher ohne jegliche Gewährleistung und Garantie seitens der Autorin. Eine Haftung der Autorin für Gesundheitsschäden sowie Personen-, Sach- und Vermögensschäden ist ausgeschlossen.

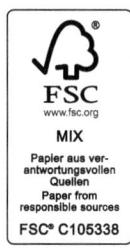

Impressum

Herstellung und Verlag:

BoD - Books on Demand GmbH, Norderstedt

ISBN: 9783746099873

Inhalt

Vorwort

Es ist erst wenige Generationen her, dass wir Menschen wussten, wie wir uns selbst behandeln können. Dieses Wissen ist in den letzten Jahrzehnten mehr und mehr verloren gegangen. Wir gehen heute viel schneller zum Arzt als in früheren Zeiten, und überlegen erst gar nicht, was wir selbst für uns tun können.

Die Naturheilkunde stellt uns wirksame Möglichkeiten zur Verfügung, unsere Befindlichkeit und Gesundheit auch selbst positiv zu beeinflussen. Es ist sinnvoll, bei starken Beschwerden und quälenden Schmerzen die Hilfe der Schulmedizin in Anspruch zu nehmen. Auch sollte bereits bei beginnender Arthrose stets eine Abklärung durch einen Orthopäden stattfinden. Fast immer ist es jedoch möglich, naturheilkundliche Methoden mit konventioneller Schulmedizin zu kombinieren. Dies ist in der Regel sehr effektiv und häufig kann die Dosierung nebenwirkungsstarker Medikamente nach Absprache mit dem Arzt gesenkt werden. Bei leichteren Beschwerden können oftmals sanfte Praktiken und milde Behandlungsweisen aus dem Bereich der Naturheilkunde auch allein helfen, Beeinträchtigungen und Schmerzen zu lindern.

In diesem kleinen Buch lernen Sie eine Vielzahl von Möglichkeiten kennen, Ihre Arthrose positiv zu beeinflussen. Sie werden es selbst erleben: Durch den Einsatz einzelner oder kombinierter naturheilkundlicher Methoden können Sie Heilungsvorgänge effektiv unterstützen und Beschwerden lindern. Probieren Sie es aus!

Herzlichst

Ihre

Heike Achner

Was ist Arthrose?

Die Arthrose ist eine degenerative Gelenkerkrankung. Zahlreiche Ursachen kommen infrage. So kann sie durch Verschleiß bedingt sein oder aber auch durch Fehl- oder Überbelastungen, Fehlstellungen, Verletzungen, Infektionen, Übergewicht, zu schwache Muskulatur, Bewegungsmangel, Stoffwechselstörungen wie Diabetes und Gicht, hormonelle Störungen und Umstellungen (z. B. Klimakterium) und auch ungesunde Ernährung. Genetische Faktoren spielen ebenfalls eine Rolle.

Im Verlauf der Erkrankung wird der Gelenkknorpel dünner, an den Gelenkrändern bilden sich Knochenwucherungen. Durch die Reibung entzündet sich die Knochenhaut, was sehr schmerzhaft ist. Fehlbelastungen können Sehnen und Bänder schädigen. Oft verkrampft die Muskulatur reflektorisch. An der Gelenkschleimhaut kann es ebenfalls zu Entzündungen kommen.

Überwiegend sind Hüft-, Knie- und Sprunggelenke betroffen, aber auch Finger und Wirbelsäule erkranken häufig.

Das hervorstechende Symptom bei Arthrose ist der Schmerz. Viele Patienten klagen morgens über einen Anlaufschmerz, der mit zunehmender Bewegung verschwindet. Ist die Arthrose ausgeprägter, kann es später auch bereits bei einfachen Bewegungen zu Schmerzen kommen. Irgendwann stellen sich leider oft Dauerschmerzen ein. Der Schmerz kann ausstrahlen, so dass es zu reflektorischen Muskelverspannungen kommt.

Neben Schmerz ist die Bewegungseinschränkung ein weiteres charakteristisches Kennzeichen. Sie ist schmerzbedingt, aber durch die Umbauvorgänge im Gelenk entstehen auch mechanische Einengungen.

Kälte, Nässe und Wetterwechsel tun dem arthrotischen Gelenk gar nicht gut, die Schmerzen werden oft schlimmer. Auch eine Überbeanspruchung verstärkt die Schmerzen. Bei einer **aktivierten Arthrose** kommt es zum Beispiel durch mechanische Überlastung zu einer Gelenkentzündung.

Arthrose und Arthritis werden oft in einem Atemzug genannt. Aber es handelt sich um zwei unterschiedliche Gelenkerkrankungen. Arthritis ist eine schmerzhafte Gelenkentzündung, die in der Regel akut erscheint, nicht selten aber auch chronisch verläuft und immer wieder aufflammt. Bakterielle Infektionen oder Verletzungen können Auslöser sein, häufig spielen auch rheumatische Prozesse und genetische Faktoren eine große Rolle. Das Gelenk ist warm, geschwollen und rot. Vereinfacht kann man sagen, die Arthrose ist eine in erster Linie »kalte« Erkrankung, die Arthritis eine »warme«. Arthrose und Arthritis gehören jedoch beide zum sogenannten »Rheumatischen Formenkreis«. Als »Rheuma« wird umgangssprachlich die chronische Polyarthritis bezeichnet.

Sie lernen im Folgenden eine ganze Reihe von Möglichkeiten zur Selbstbehandlung kennen, die sowohl bei der

Arthrose, aber auch oftmals bei der Arthritis eingesetzt werden können.

Pflanzenheilkunde

Die Heilpflanzenkunde ist vermutlich so alt wie die Menschheit selbst. Sie war empirisch, das heißt, sie beruhte auf Erfahrung. Durch Beobachten (auch von Wildtieren) und Ausprobieren wurde die Heilkraft einer Pflanze erkannt und das Wissen wurde von einer Generation zur nächsten weitergegeben.

Je nach Wirkung und möglichen Nebenwirkungen sind Heilpflanzen heutzutage frei verkäuflich oder manchmal auch verschreibungspflichtig. Viele Pflanzen wurden wissenschaftlich untersucht und ihre Heilwirkungen konnten sehr oft bestätigt werden.

Pflanzen enthalten verschiedene Inhaltsstoffe, die in unterschiedlichen Konzentrationen vorkommen und unterschiedliche Wirkprofile aufweisen. Zu den wichtigsten gehören:

- Ätherische Öle (z. B. Anis, Rosmarin) antibakteriell, antiviral, entzündungshemmend u. a.
- Bitterstoffe (z. B. Löwenzahn, Enzian) appetitanregend, verdauungsfördernd, entgiftend u. a.
- Gerbstoffe (z. B. Eichenrinde, Hamamelis) gewebefestigend, entzündungshemmend, blutungsstillend u. a.

- Schleimstoffe (z. B. Eibisch, Spitzwegerich)
  schleimhautschützend, hustenreizlindernd
  u. a.
- Alkaloide (z. B. Tollkirsche, Bittersüßer Nacht-
  schatten)
  betäubend, einschläfernd u. a. (zum großen
  Teil verschreibungspflichtig)
- Glykoside (z. B. Fingerhut, Echinacea)
  herzstärkend, immunstärkend u. a.
- Flavonoide (z. B. Birkenblätter, Weißdorn)
  harntreibend, herzstärkend, schweißtreibend
  u. a.
- Saponine (z. B. Schlüsselblume, Seifenkraut)
  schleimlösend, sekretfördernd u. a.
- Kieselsäure (z. B. Zinnkraut, Brennnessel)
  gewebefestigend, blutreinigend u. a.

Die Wirkungen vieler Substanzen sind bisher uner-
forscht. Da gibt es noch einiges zu tun.

Heilpflanzen bieten viele Möglichkeiten, arthrotische
Beschwerden zu lindern. Aber nur, weil es »pflanzlich«
ist, heißt das noch nicht, dass eine Behandlung stets
risikolos ist. Unerwünschte Wirkungen sind auch hier
möglich. Halten Sie sich vor allem an mild wirkende
Pflanzen, die wenige oder keine Nebenwirkungen aufweisen.

Kurmäßige Anwendungen sind die Regel, das heißt, Sie
nehmen ein Pflanzenpräparat drei bis maximal sechs

Wochen ein. Manche Pflanzen brauchen einige Zeit, bis sie ihre Wirkung entfalten. Da ist ein wenig Geduld gefragt. Andere Heilpflanzen verlieren nach einigen Wochen ihre Wirkung (Gewöhnungseffekt), so dass es für den Krankheitsverlauf günstig ist, nach einiger Zeit auf eine andere Heilpflanze umzusteigen. Eine der wenigen Ausnahmen sind kieselsäurehaltige Tees, die das Bindegewebe stärken sollen. Sie können über einen längeren Zeitraum eingenommen werden.

Heiltee

Der Begriff »Tee« stammt aus China und gelangte im 17. Jahrhundert nach Europa. Man verstand darunter zu dieser Zeit lediglich die Zubereitung aus Schwarzteeblättern. Erst allmählich wurde der Begriff erweitert und umfasste dann auch die Zubereitung aus getrockneten Pflanzenteilen. Heute verstehen wir unter »Tee« ein Getränk, im engeren Sinne einen Aufguss mit (meist heißem) Wasser.

Je nach Inhaltsstoff wird ein Heilpflanzentee auf verschiedene Weise zubereitet.

Heißer Aufguss (Infus)

Am häufigsten kommt der heiße Aufguss zur Anwendung. Dazu wird eine bestimmte Menge, in der Regel ein Teelöffel Pflanzenmaterial in eine Tasse (ca. 150–200 ml) gegeben und mit heißem oder kochendem

Wasser übergossen. Ein Teelöffel getrocknetes Kraut entspricht einem Esslöffel frischem Kraut. Dieser Aufguss muss <u>abgedeckt</u> fünf bis zehn Minuten ziehen. Ist der Tee nicht abgedeckt, können leicht flüchtige Inhaltsstoffe wie ätherische Öle das Weite suchen.

Die Ziehdauer spielt eine große Rolle. Bei feinen Pflanzenteilen wie Blättern oder Blüten, oder wenn Bitter- oder Gerbstoffe ferngehalten werden sollen, fällt diese Zeit eher kürzer aus, bei groben Bestandteilen wie Wurzel-, Stängel- oder Rindenstücken hingegen länger. Manchmal variiert sie auch in Abhängigkeit der Inhaltsstoffe, die sich lösen sollen.

Ein heißer Aufguss eignet sich für oberirdische Pflanzenteile wie Blüten und Blätter, manchmal auch für sehr fein geschnittene Wurzeln oder Rinden. Enthalten die Pflanzen einen hohen Anteil an ätherischen Ölen, so darf das heiße Wasser nicht mehr sprudeln, da sonst zu viele Inhaltsstoffe verlorengehen, und der Aufguss muss, wie gesagt, unbedingt abgedeckt werden.

Die Abkochung (Dekokt)

Harte Wurzel- und Rindendrogen, sowie manche Früchte und Samen, werden
durch ein Dekokt, eine Abkochung, zubereitet. Mit diesem Verfahren lassen sich auch Stoffe lösen, die andernfalls in den robusten holzigen Geweben verbleiben würden. Getrocknete oder frische Pflanzenteile werden klein gehackt und mit einem Viertelliter kaltem Wasser angesetzt, das zum Sieden gebracht wird. In der Regel

werden die Drogen (von Niederdeutsch »dröge« für »trocken«, also »getrocknete Pflanzenteile«) zehn bis zwanzig Minuten gekocht (immer mit Deckel) und dann abfiltriert. Sehr harte Pflanzenteile müssen evtl. etwas länger gekocht werden, bei anderen, weniger harten Kräutern reichen u. U. auch schon wenige Minuten.

Grundregeln bei Tee-Anwendungen

Der Tee sollte tagsüber warm, aber nicht zu heiß, schluckweise und im Sitzen getrunken werden (»Schlückchen für Schlückchen«). Dadurch wird dem Magen nur jeweils eine kleinere Menge zugeführt, die effektiver verarbeitet werden kann. Nehmen Sie sich Zeit und entspannen Sie sich.

Trinken Sie zwei bis drei Tassen täglich. Für viele Anwendungszwecke empfiehlt es sich, die erste Tasse morgens nüchtern zu trinken, die zweite am frühen Nachmittag und die dritte vor dem Schlafengehen.

Zucker mindert die Wirkung von Heiltees. Falls Sie den Tee ohne Süße nicht herunterbekommen, nutzen Sie lieber Honig als die bessere Alternative. Besser ist es jedoch, Sie verzichten auf das Süßen, da z. B. Bitterstoffe und auch viele ätherische Öle dadurch einen Großteil ihrer Wirkung verlieren.

Die Dosierung der Drogen sollte für hochbetagte oder sehr kranke Menschen auf die Hälfte reduziert werden.

Oft ist es empfehlenswert, mehrere Heilpflanzen zu kombinieren, also eine Teemischung zu erstellen. Es kommt hier zum sogenannten »synergistischen Effekt«, das heißt, die Kräuter ergänzen und verstärken sich gegenseitig in ihrer Wirkung.

Tinktur

Tinkturen sind Alkohol-Wasser-Auszüge. Die Wirkstoffe werden aus getrockneten Heilkräutern extrahiert, indem man sie in Alkohol (Ethanol) ziehen lässt. Alkohol besitzt konservierende und antimikrobielle Eigenschaften und eignet sich sehr gut, um Wirkstoffe auszulösen.

Bei innerer Anwendung nehmen Sie zwei- bis dreimal täglich zehn bis fünfundzwanzig Tropfen in etwas Wasser oder pur zu sich. Tinkturen können auch zur Einreibung genutzt werden.

Frischpflanzensäfte

Bei Frischpflanzenpresssäften ist der Anteil an Mineralstoffen höher als bei Tees. Entweder kaufen Sie frische Kräuter oder Sie sammeln Ihnen bekannte Heilkräuter und bereiten den Presssaft selbst zu.

Zur Herstellung zerkleinern Sie die Kräuter und entsaften sie mittels einer Saftzentrifuge oder Küchenmaschine. Der gewonnene Saft wird mit der fünffachen Menge Wasser oder gesäuerter Milch verdünnt. Die meisten Frischpflanzenfrischsäfte schmecken etwas sauer oder bitter. Süßen Sie sie jedoch nicht nach, das schadet der Wirkung. Der Presssaft kann jedoch mit einem gut schmeckenden Frucht- oder Gemüsesaft verdünnt werden. Brennnesselsaft wird zum Beispiel deutlich schmackhafter, wenn man ihn mit Möhrensaft mischt.

Der Wirkstoffgehalt von Heilpflanzen ist von vielen Faktoren abhängig, wie Standort, Witterung, Höhenlage, Boden, usw. Daher ist es oft ratsam, ein standardisiertes Fertigpräparat aus der Apotheke zu erwerben.

Folgende Heilpflanzen haben sich besonders für die Behandlung der Arthrose bewährt:

Bittersüß / Bittersüßer Nachtschatten (Solanum dulcamara)

Das Bittersüß wird vor allem innerlich angewandt. Empfehlenswert ist es, ein standardisiertes Fertigpräparat in der Apotheke zu kaufen oder sich einen Tee zu bereiten.

Wie es sich für ein Nachtschattengewächs gehört, liebt diese Pflanze schattige und feuchte Standorte. Die grünen, unreifen Beeren sind giftig, während die reifen, roten Beeren ungiftig sind. Verwendet werden die Stängel.

Indikationen: Arthrose, Arthritis, rheumatische Erkrankungen

Brennnessel (Urtica urens)

Auch bei der Brennnessel kommt vor allem eine innere Anwendung in Betracht. Sie können sich einen Tee aus Brennnesselkraut bereiten, aber auch Frischpflanzen-presssäfte und Tinkturen sind zu empfehlen. In der Apotheke erhalten Sie standardisierte Fertigpräparate.

Die Brennnessel hat eine entzündungshemmende Wirkung und hat sich bei der Behandlung von Arthrosen sehr bewährt (Kraut, Blätter).

Indikationen: Arthrose, rheumatische Erkrankungen

Heublumen (Graminis flos)

Heublumen werden vor allem als feucht-heißer Umschlag oder als Bad verwendet (1-2 x täglich). Auch der Heublumensack wird gern bei Arthrose angewandt. Die Wärme der Heublumen ist tiefenwirksam.

Indikationen: Arthrose, rheumatische Erkrankungen, stumpfe Verletzungen wie Verstauchungen und Prellungen, »Hexenschuss«, chronische Neuralgien

Teufelskralle (Harpagophytum procumbens)

Die Teufelskralle wird innerlich und äußerlich verwendet. So können Sie sich einen Tee bereiten oder eine Kapsel schlucken oder auch eine Salbe auftragen. Die

Pflanze wirkt leicht schmerzlindernd, entzündungshemmend und schützt den Knorpel.

Die Teufelskralle stammt aus der Kalahari in Namibia und Südafrika. Verwendet wird die stark bitter schmeckende Wurzel. Den Namen hat diese Pflanze aufgrund der schlecht heilenden Verletzungen, die sich Weidetiere zuziehen, wenn sie in die Früchte treten. Durch eine Kombination mit Süßholz (max. sechs Wochen lang) kann der Geschmack deutlich verbessert werden.

Besonders gut hat sich eine Mischung aus Teufelskralle und Weidenrinde bewährt, da beide Pflanzen ähnlich wirken, die Weidenrinde jedoch gleichzeitig auch noch den Geschmack verbessert.

Da die Pflanze gut verträglich ist, ist auch eine Langzeittherapie möglich. Sie ist vor allem für chronische Erkrankungen geeignet, weniger für akute. Der Eintritt der entzündungshemmenden und schmerzlindernden Wirkung kann sich bis zu vier Wochen hinziehen. Bei langer Anwendung und/oder hoher Konzentration können gelegentlich Magen-Darm-Beschwerden auftreten. Bei Magen- und Zwölffingerdarmgeschwüren und Gallensteinen darf die Teufelskralle nicht verwendet werden.

Indikationen: degenerative Erkrankungen des Bewegungsapparates, vor allem Arthrosen und Spondylosen (degenerative Veränderungen an den Wirbel-

körpern), rheumatische Erkrankungen, Neuralgien

Wacholder (Juniperus communis)

Sie können sich sowohl einen Tee machen oder ein Fertigpräparat einnehmen, als auch den Wacholder äußerlich anwenden, zum Beispiel in Form von Bädern und
Einreibungen. Da bei der externen Anwendung Hautrei-
zungen oder allergische Reaktionen nicht auszuschließen sind, gibt die Kommission E (Sachverständigen-
kommission für pflanzliche Arzneimittel) nur Empfeh-
lungen für die orale Anwendung.

Wacholder ist ein Zypressengewächs und wächst auf
Heiden und in Mooren. Medizinisch verwendet werden
die schwarzblauen Beeren, die im Oktober gesammelt
werden. Äußerlich verwendet, wirkt er durchblutungs-
und resorptionsfördernd.

Indikationen: Arthrose, Gicht, rheumatische Er-
                  krankungen, Sehnen- und Sehnen-
                  scheidenentzündungen, Prellungen,
                  Verrenkungen, Verstauchungen

Weide (Salix daphnoides u. purpurea)

Bereiten Sie sich aus Weidenextrakt einen Tee oder
nehmen Sie ein Fertigpräparat ein.

Die Weide wird seit etlichen Tausend Jahren als fiebersenkendes Mittel eingesetzt. Die Rinde wird im Früh-
jahr geerntet. Besonders das Salicin in der Weidenrinde

wirkt fiebersenkend, schmerzlindernd und entzündungshemmend. Auch das **Mädesüß** enthält Salicylsäure und kann ebenfalls eingesetzt werden. Oftmals setzt die Wirkung hier schneller ein. Weidenrinde eignet sich mehr für länger andauernde und chronische Krankheiten. Sollten Sie eine Allergie auf Salicylate haben, kommt diese Pflanze für Sie natürlich nicht in Betracht.

Indikationen: Arthrose, akute und chronische rheumatische Beschwerden, Verstauchungen, Verrenkungen, Sehnenerkrankungen, Gicht, fieberhafte Erkrankungen

Weißer Senf (Sinapis alba)

Weißer Senf wird vor allem äußerlich für Breiumschläge (Kataplasmen), Salben und Teilbäder verwendet.

Der weiße Senfsamen wird im Juni und Juli geerntet, also nach der Blüte. Wissenschaftliche Studien haben seine Wirksamkeit nachgewiesen. Der schwarze Senf wird fast ebenso häufig verwendet, besonders für Auflagen und Bäder. Beide Senfsorten wirken durchblutungsfördernd, entzündungshemmend, schmerzlindernd, hautreizend und keimhemmend. Bei längerer Anwendung kann es aufgrund der hautreizenden Eigenschaften auf der Haut zu Blasenbildung, schlecht heilenden Wunden und Nervenschäden kommen. Wenden

Sie ihn also nur vorsichtig und über einen kurzen Zeitraum an.

Bei schweren Kreislauferkrankungen, Nierenerkrankungen und Venenleiden ist der Senf nicht geeignet.

Indikationen: degenerative Gelenkerkrankungen, rheumatische Erkrankungen, Neuralgien

Zitterpappel (Populus tremula)

Die Zitterpappel wird als Tee zubereitet, es sind aber auch Fertigpräparate im Handel erhältlich. Auch eignet sich die Heilpflanze für Umschläge und Bäder und Einreibungen in Form von Salben und Gels.

Die Pappel gehört zu den Weidengewächsen. Blätter und Rinde der Zitterpappel enthalten daher ebenfalls entzündungshemmende Salicylsäure. Verwendung finden aber vor allem die im April und Mai gesammelten Knospen, die besonders reich an Salicylsäurederivaten sind (siehe auch Kapitel »Gemmotherapie«). Zwar wird hauptsächlich die Zitterpappel eingesetzt, aber Weißpappel und Schwarzpappel haben ähnliche Eigenschaften.

Indikationen: Arthrose, rheumatische Erkrankungen

Wickel, Auflagen und Umschläge

Traditionell werden Kneipp- und Prießnitzwickel unterschieden. Der Naturheiler Prießnitz (1799-1851) benutzte zwei Tücher, innen ein Leinentuch und außen ein Wolltuch. Pfarrer Kneipp präferierte drei Tücher. Das Zwischentuch aus Baumwolle schützt das Wolltuch und hat zudem die Aufgabe, die Abdunstung zu verlangsamen. Je nach Anwendung kann es empfehlenswert sein, auch das Zwischentuch zu wickeln.

Das Innentuch trägt die Wirksubstanz bzw. den Wickelzusatz. Es sollte aus Leinen oder Baumwolle sein. Nutzen Sie ein Zwischentuch, so sind ebenfalls Baumwolle und Leinen geeignet. Das Außentuch aus Wolle bedeckt beide Tücher. Es dient als Wärmespeicher. Wichtig ist, dass Sie immer faltenfrei wickeln, damit es nicht zu Druckstellen kommt. Befestigen können Sie den Wickel mit Heftpflaster, Mullbinden, Bändern oder Klammern (nicht bei Kleinkindern oder dementen Patienten). Niemals darf ein Wickel mit Plastikfolie abgedeckt werden, das würde zu einem ungesunden Stau von Wärme und Feuchtigkeit führen. Höchstens als Matratzenschutz untergelegt, kann Plastik eventuell zur Anwendung kommen. Wickelsets sind übrigens auch in der Apotheke käuflich zu erwerben, Sie können aber auch gut ausrangierte Betttücher, alte Handtücher und Wollschals benutzen.

Als **Wickelzusatz** kommen vielerlei Substanzen und Stoffe in Betracht. Gut eignen sich Heilpflanzentees, Tinkturen, Nahrungsmittel wie Kartoffeln und Quark, Leinsamen, Salben, Pulver und Öle.

Auch die äußeren Bedingungen müssen stimmen. Der Raum sollte warm, aber auch gut durchlüftet sein. Eine ruhige Umgebung ist ebenfalls wichtig. Nach dem Wickel sollten Sie Zeit haben, noch ein wenig zu ruhen. Offene Hautverletzungen und Hautirritationen stellen Kontraindikationen dar. Fühlen Sie sich mit dem Wickel irgendwie unwohl, muss er sofort entfernt werden. Die Anwendung muss guttun, das ist ein wesentlicher Aspekt bei allen Wickeln, Auflagen und Umschlägen.

Heiße Wickel setzen einen intensiven lokalen Wärmereiz, die oberen Hautschichten werden stark durchblutet. Nach und nach dringt die Wärme auch in tiefere Hautschichten. Reflektorisch setzt eine vermehrte Durchblutung auch in den Bauchorganen ein. Dadurch werden die Zellen besser mit Sauerstoff, Nährstoffen und Abwehrstoffen versorgt und Giftstoffe abtransportiert. Wärme besänftigt und beruhigt.

Prüfen Sie immer die Hitze an Ihrem Unterarm, damit Sie sich nicht verbrennen. Trocken-heiße Wickel halten die Wärme sehr viel länger als feucht-heiße Auflagen.

Bei **feucht-heißen Wickeln** benötigen Sie kochend heißen Heilpflanzentee. Übergießen Sie das Innentuch mit dem heißen Tee, lassen Sie ihn kurz durchziehen und wringen Sie das Tuch dann gut aus (evtl. mit Handschuhen oder mit Hilfe eines zweiten Handtuchs). Je kräftiger Sie das Innentuch auswringen, umso besser wird es vertragen und umso länger hält es die Hitze. Sobald die Wärme aushaltbar ist, legen Sie es rasch an und umwickeln es eng mit dem wollenen Außentuch. Arbeiten Sie zügig, denn die Wickel verlieren sehr schnell an Wärme. Legen Sie den Wickel so heiß auf, dass er gerade noch als erträglich empfunden wird. Der Wickel bleibt ungefähr zwanzig bis dreißig Minuten liegen (solange er warm ist und als angenehm empfunden wird), danach sollten Sie eine halbe Stunde gut zugedeckt nachruhen. Zwei heiße Wickel am Tag sind genug, mehr könnte Kreislauf und Haut zu sehr belasten.

Beispiele für trocken- und feucht-heiße Wickel und Kompressen:

Kartoffelauflage

Kartoffelauflagen sind langanhaltend warm. Anfangs sind sie oft extrem heiß! Verbrennen Sie sich also nicht! Kartoffelwickel bzw. –auflagen eignen sich besonders gut bei Spannungsschmerzen, Arthrosen, Bronchitis, Halsentzündungen und Blasenentzündung.

Kochen Sie ca. fünf Kartoffeln mit Schale. Geben Sie die weichgekochten Kartoffeln auf ein Innentuch und zerdrücken Sie sie mit der Faust. Schlagen Sie das Innentuch ein, so dass ein Päckchen entsteht, und fixieren Sie es mit Klebestreifen. Wenn Sie ein Haushaltstuch auf das Innentuch legen und darauf die Kartoffeln zerquetschen, ist die Angelegenheit sauberer und in der späteren Entsorgung einfacher. Prüfen Sie unbedingt die Temperatur, bevor Sie das Kartoffelpaket auflegen! Bedecken Sie die Kompresse mit Zwischen- und Außentuch. Die warme Kartoffelauflage bleibt dreißig bis sechzig Minuten liegen (so lange sie warm ist und als angenehm empfunden wird). Mehr als einmal täglich sollten Sie die Anwendung nicht wiederholen.

Leinsamenkompresse

Leinsamenkompressen sind zu empfehlen bei Gelenkschmerzen, Muskelverspannungen, Hexenschuss, lokalen Entzündungen, Nebenhöhlenentzündungen und Bronchitis.

In der Apotheke oder im Reformhaus bekommen Sie geschroteten Leinsamen. (Sie können ihn natürlich auch ganz kaufen und selbst schroten.) Geben Sie ca. 50-80 g Leinsamen und 300-500 ml Wasser in einen Topf. Lassen Sie den Samen bei niedriger Temperatur ausquellen, bis ein zäher Brei entsteht. Falls er nicht warm genug ist, noch einmal kurz aufkochen lassen. Streichen Sie den heißen Brei fingerdick auf eine Mullkompresse oder ein Papier- oder Stofftaschentuch und falten Sie daraus ein Päckchen. Umwickeln Sie die Kompresse mit dem Zwischentuch (das Zwischentuch *kann auch weggelassen werden). Legen Sie die Lein-samenkompresse auf die betroffene Körperstelle und decken Sie sie mit dem Außentuch ab. Sobald die Kompresse abkühlt (in der Regel nach fünf bis zehn Minuten), muss sie ersetzt werden. Der Einfachheit halber stellen Sie gleich mehrere heiße Leinsamenkompressen her und halten sie während der jeweiligen Behandlung warm (z. B. zwischen zwei Wärmflaschen oder auf einem umgekehrten Topfdeckel im Wasserdampf). Die Behandlung sollte bis zu einer Stunde durchgeführt werden.*

Feucht-heißer Wickel mit Weidenrinde
Kochen Sie einen Weidenrindentee, indem Sie zwei Teelöffel getrocknete oder frische Weidenrinde mit einer Tasse kochendem Wasser übergießen und zehn Minuten ziehen lassen. Tränken Sie ein Leinen- oder Baumwolltuch mit dem heißen Aufguss und legen Sie es auf das kranke Gelenk. Darüber kommt ein Wolltuch.

Heiße Wickel sind **besonders zu empfehlen** bei

- chronischen Gelenk-, Muskel- und Rückenschmerzen
- akuten Entzündungen wie Halsschmerzen und Bronchitis (nicht im ersten, hochakuten Stadium)
- chronischen Entzündungen, besonders Stirn- und Nebenhöhlen-entzündungen
- Spannungsschmerzen

- Bauchschmerzen
- Magen-Darmkrämpfen
- träger Verdauung
- akuter Nieren- und Gallenkolik
- Nervosität und Unruhe

Manchmal sind **mäßig temperierte Wickel** heilsamer. Die milde, langanhaltende Durchwärmung ist auch für Kleinkinder, alte Menschen und sehr empfindliche Patienten gut geeignet. Mäßig temperiert meint in etwa körperwarm, also um 37 °C. Es geht also weniger um den Temperaturreiz als um die milde Durchwärmung und die zugesetzten Wirkstoffe.

Beispiele für mäßig warme Wickel und Auflagen:

Ölwickel *(siehe auch Kapitel »Aromatherapie«)*
Ölwickel werden mit einem Esslöffel eines fetten Trägeröls (z. B. Sonnenblumenöl, Mandelöl oder Olivenöl) und ein bis fünf Tropfen eines ätherischen Öls hergestellt. Die milde Wärme und der angenehme Geruch machen diese Wickel so beliebt.

Geben Sie das vermischte Öl tropfenweise auf die Kompresse und legen Sie sie auf das erkrankte Gelenk. Günstig ist es, wenn Sie ein zwei- oder dreifach gefaltetes Tuch als Kompresse nehmen, so dass die anderen Schichten das überschüssige Öl aufnehmen können. Wickeln Sie das vorgewärmte Außentuch zügig um das Innentuch und fixieren Sie es. Obenauf können Sie als zusätzlichen Wärmespeicher auch noch eine Schicht Rohwolle oder Baumwollwatte geben. Auch eine Wärmflasche oder ein Kirschkern- oder Dinkelkissen hält die Kompresse gut warm und sorgt für die Entfaltung der ätherischen Öle, was Sie an der Verbreitung des Duftes merken.

Verwenden Sie nur sehr hochwertige ätherische Öle, um Hautirritationen zu vermeiden. Der Ölwickel wird ein- bis zweimal täglich angewandt und für ein oder mehrere Stunden liegengelassen. Tupfen Sie nach dem Abnehmen die Haut mit einem saugfähigen Tuch trocken.

Für die Behandlung der Arthrose kämen zum Beispiel Eukalyptus-, Fichten-, Rosmarin- und Zypressenöl infrage (weitere Informationen im Kapitel »Aromatherapie«).

Salbenauflage

Bei Salbenkompressen wird eine Pflanzensalbe messerrückendick auf ein zwei- bis dreifach gefaltetes Baumwolltuch gestrichen, bis die Oberfläche fettig glänzt. Wärmen Sie die Kompresse auf der Heizung oder auf einer Wärmflasche an. Den angewärmten Salbenlappen legen Sie auf die Haut auf und fixieren ihn mit dem ebenfalls angewärmten wollenen Außentuch. Die Kompresse sollte einige Stunden liegenbleiben.

Die Salbenauflage kann ein bis zwei Wochen jeden Tag nachgestrichen werden. Einige passende Heilpflanzen haben Sie ja bereits kennengelernt.

Beinwell-Kataplasma (Breiumschlag)

Breiumschläge können heiß oder warm angewandt werden. Bei Beinwell ist die warme Anwendung am günstigsten. Beinwell ist für alle Erkrankungen und Verletzungen von Knochen, Sehnen und Muskeln hilfreich.

Rühren Sie 50-100 g Beinwellwurzelmehl mit heißem Wasser und einigen Tropfen eines fetten Pflanzenöls zu einer Paste an. Die Paste ist von klebriger, gummiartiger Konsistenz. Tragen Sie den Brei auf ein Innentuch auf und legen Sie es auf das Gelenk. Darüber kann ein Außentuch gewickelt werden. Der Beinwellumschlag sollte einige Stunden oder besser noch über Nacht wirken. Es ist empfehlenswert, nach der Entfernung des Wickels Beinwell-Salbe aufzutragen. Es sind auch fertige Beinwellkataplasmen im Handel erhältlich (z. B. Kytta-Plasma®).

Milde Wärme eignet sich besonders gut für:
- Schmerzen in Muskulatur und Gelenken
- neuralgische Schmerzen
- fiebrige Bronchitis
- Gelenkentzündung mit Überwärmung
- Menstruationsbeschwerden
- Spannungsschmerzen

Für die Behandlung der Arthrose können auch Substanzen verwendet werden, die die **Haut leicht reizen**. Zur Selbstbehandlung eignet sich der Ingwermehlwickel. Er darf aber nur so lange liegen bleiben, wie er als angenehm empfunden wird.

Ingwermehlauflage

Ingwermehlwickel wirken schmerzlindernd, muskelentspannend und durchblutungssteigernd.

Rühren Sie ein bis zwei Teelöffel Ingwerpulver in einen guten halben Liter heißes Wasser (60-75 °C). Lassen Sie das Pulver kurz quellen. Tränken Sie ein Kompressentuch mit der Flüssigkeit und wringen Sie es kräftig aus. Legen Sie das Tuch auf die Haut und umwickeln Sie es mit einem Zwischen- und einem Außentuch. Günstig ist es, wenn Sie obenauf noch eine flach gefüllte, warme Wärmflasche (oder Kirschkern- oder Dinkelkissen) geben. Nach ungefähr fünfzehn bis dreißig Minuten sollte die Haut zu prickeln beginnen. Ingwerauflagen können in der Regel eine knappe Stunde aufliegen (je nach Verträglichkeit zwischen fünfzehn Minuten und einer Stunde). Der Wickel wird einmal täglich über mehrere Tage angewandt. Gerötete Hautstellen können Sie mit einem pflegenden Öl oder Creme nachbehandeln.

Der Duft des Ingwers mit der sich langsam ausbreitenden intensiven Durchwärmung wird von vielen Menschen als sehr angenehm und beruhigend empfunden. Bei Sensibilitätsstörungen, empfindlicher Haut, Verletzungen, kalten Extremitäten und hohem Fieber darf dieser Wickel nicht angewendet werden.

Bäder

Gesundheitsbäder haben eine jahrtausendealte Tradition. Schon die Römer besaßen Ärzte, die fast ausschließlich durch die Kraft des Wassers heilten und ihre Bädertherapie dem jeweiligen Patienten anpassten.

Bäder können entspannen und ermüden, aber auch anregen und erfrischen. Das hängt sowohl von der Wassertemperatur ab als auch von den Heilpflanzen oder Aromaölen, die man dem Bad zufügt.

Geben Sie zwei Handvoll frische oder getrocknete Pflanzenteile ins heiße Badewasser (ca. 38 °C). Eine sauberere Lösung ist die Zugabe eines Heilpflanzentees (ca. 100 g Pflanzenteile auf einen Liter kochendes Wasser, zehn bis fünfzehn Minuten ziehen lassen).

Die Badezeit sollte fünfzehn Minuten nicht überschreiten. Danach sollten Sie ruhen. Beim Baden mit Heilkräutern ergänzen sich die Wirkstoffe der Pflanze und die heilsame Wirkung des warmen Wassers auf sehr vorteilhafte Weise.

Fieber, Infektionen und ein geschwächter Kreislauf stellen Kontraindikationen dar, d. h. Sie sollten auf ein Vollbad verzichten.

Heublumen-Vollbad

Erstellen Sie einen Heublumen-Aufguss aus vier Esslöffeln Heublumen und einen Liter Wasser. Lassen Sie den

Sud zehn Minuten ziehen. Seihen Sie ab und pressen Sie die Heublumen noch einmal gut aus. Die Flüssigkeit geben Sie ins Badewasser.

Heublumen sind ein Gemisch aus verschiedenen Gräsern und Wiesenpflanzen, die zusammen mit Heu geerntet und getrocknet werden. Sie sind quasi ein Nebenprodukt des Heus. Heublumen werden zur Anregung der Durchblutung und des Stoffwechsels, zur Schmerzlinderung, zur Muskelentspannung und zur Beruhigung verwendet.

Gemmotherapie

Der Begriff »Gemmotherapie« leitet sich ab vom Lateinischen »gemma«, was »Knospe« bedeutet. Die Gemmotherapie behandelt also mit Knospen, aber auch mit jungen Trieben und Wurzelspitzen.

Gemmomittel werden einfach in den Mund gesprüht und über die Mundschleimhaut aufgenommen. Anders als in Belgien, Frankreich, der Schweiz und Österreich ist diese Form der Therapie in Deutschland noch nicht so weit verbreitet, aber langsam wird sie doch populärer. Und das ist gut so, denn die frischen Knospen sind wahre Powerpakete, sie enthalten eine Vielzahl heilsamer Substanzen und wirken dabei ausgesprochen mild.

Sie können die Gemmopräparate in der Apotheke erwerben. Wichtig ist, dass auf dem Etikett »Ph.Eur.« (europäisches Arzneibuch) steht. Fehlt der Vermerk, ist das Produkt als Nahrungsergänzungsmittel einzustufen.

Wenn Sie sich mit dieser Therapieform ein bisschen beschäftigen und sich auch mit Pflanzen gut auskennen, spricht auch nichts dagegen, dass Sie sich selbst Gemmopräparate herstellen.

Gemmopräparate werden in der Regel als Einzelmittel genutzt, nur gelegentlich werden zwei Mittel kombiniert. Sie geben, mit Abstand zum Essen und zum Zähneputzen, einen Sprühstoß in den Mund, speicheln etwas ein und schlucken dann ab.

Erwachsene nehmen zwei- bis dreimal täglich jeweils zwei bis drei Sprühstöße. Sind Sie sehr geschwächt oder vielleicht auch sehr sensibel, dann reichen oft auch schon ein bis zwei Sprühstöße.

Bei akuten Erkrankungen kann es sinnvoll sein, jede Viertelstunde zwei Sprühstöße zu nehmen und beim Nachlassen der Beschwerden den Abstand zu vergrößern.

Bei chronischen Erkrankungen muss das Gemmomittel in der genannten Standarddosierung über mehrere Wochen eingenommen werden. Nach drei Monaten überprüfen Sie, ob das Mittel wirkt. Sie machen dann mit dem gleichen Mittel noch eine Zeit weiter oder wechseln es gegen ein anderes aus.

Nebenwirkungen sind sehr selten. Es kann vorkommen, dass Sie vermehrt schwitzen, sich der Urin verfärbt und stinkt oder sich das Hautbild verschlechtert. Dies sind Zeichen dafür, dass der Körper entgiftet wird.

Für die Behandlung der Arthrose haben sich folgende Gemmomittel besonders bewährt:

Bergkiefer (Pinus montana)

Die Bergkiefer wirkt schmerzlindernd und regenerierend bei Arthrose, Gelenkschmerzen und Rheuma. Sie verhilft den arthrotisch veränderten Gelenken zu mehr Beweglichkeit. Kleinere Schäden am Gelenkknorpel werden repariert und remineralisiert. Besonders bewährt hat sie sich bei Arthrose in den großen Gelenken. Es kann jedoch eine ganze Weile dauern, bis das Spray seine Wirkung entfaltet. Haben Sie also etwas Geduld.

Brombeere (Rubus fructicosus)
Erkrankungen der Knochen und der Lunge sind die Hauptanwendungsgebiete der Brombeere. Das Präparat regt knochenbildende Zellen an, neues Knorpel- und Knochenmaterial zu bilden. Daher ist es auch für Osteoporose-Patienten sehr zu empfehlen. Bei arthrotischen Gelenkschmerzen lindert es die Schmerzen. Auch stärkt und regeneriert sie Lungengewebe. Gerade in höherem Alter ist die Brombeere das Mittel der Wahl.

Esche (Fraxinus excelsior)
Das Hauptanwendungsgebiet der Gewöhnlichen Esche liegt im Bereich der Gelenke, Bänder, Sehnen und Knochen. Sie wirkt antirheumatisch, entzündungshemmend und fördert die Ausscheidung von Harnsäure.

Heckenrose (Rosa canina)
Die Heckenrose besitzt eine starke antientzündliche Wirkung. Sie hat sich besonders bei Arthrosen in den Kniegelenken bewährt. Daneben ist sie das wichtigste Mittel bei Erkrankungen der Atemwege.

Weinrebe (Vitis vinifera)

Die Weinrebe besitzt ebenfalls eine starke antientzündliche Wirkung, vor allem bei chronischen Entzündungen. Sie kann aber auch bei akuten Entzündungen eingesetzt werden, z. B. bei der aktivierten Arthrose. Sie wirkt schmerzlindernd und antirheumatisch. Das Weinrebenpräparat kann besonders gut mit pflanzlichen Mitteln wie Teufelskralle, Brennnessel oder Weihrauch kombiniert werden. Auch eine Kombination mit dem Bergkiefer-Gemmopräparat ist sinnvoll.

Im Handel ist ein Gemmopräparat aus Bergkiefer, Weinrebe und Esche unter dem Namen Fraxinus excelsior comp. erhältlich. Es muss aber zurzeit noch aus der Schweiz besorgt werden.

Bewährt hat sich auch folgende Anwendung: morgens Bergkiefer, mittags Esche, abends Weinrebe.

Aromatherapie

Auch ätherische Öle sind hervorragend geeignet, um Arthrosebeschwerden zu lindern.

Die meisten ätherischen Öle werden durch Wasserdampfdestillation gewonnen. Heißer Wasserdampf steigt auf, kommt mit Pflanzengut in Berührung, löst die Öltröpfchen aus der Pflanze und reißt sie mit sich. Danach wird der Dampf sofort wieder abgekühlt. Das Kondenswasser, das dabei entsteht, wird Hydrolat genannt. Hydrolate sind sehr wertvoll für die Aromatherapie. Sie lernen sie im nächsten Kapitel kennen. Die ätherischen Öle scheiden sich meistens an der Oberfläche ab und können von hier abgeschöpft werden.

Daneben kommt häufig die Kaltpressung zum Einsatz. Vor allem, um Zitrusschalen-Öle (Agrumen-Öle) zu gewinnen, wird sie verwendet. Die Ölbehälter befinden sich in der äußeren Schicht der Fruchtschale. In großen Apparaturen werden die Zitrusfrüchte auf ein Förderband geschüttet, durch kleine Messer angeritzt und das Öl aufgefangen.

Alle ätherischen Öle besitzen eine antibakterielle und antioxidative Wirkung. Antioxidativ bedeutet, vereinfacht gesagt, dass sie den Organismus vor schädlichen Sauerstoffradikalen schützen. Freie Radikale sind, wie Sie vielleicht wissen, vermutlich auch an der Krebsentstehung beteiligt und belasten den Organismus.

Die meisten Öle wirken nur gegen bestimmte Bakterien, z. B. Zitronenverbene gegen Staphylokokken oder Koriander gegen Pneumokokken. Andere Öle wie das Bohnenkraut oder der Thymian besitzen dagegen ein weites antibakterielles Wirkspektrum.

Die allermeisten ätherischen Öle haben zudem antivirale, pilzwidrige und insektizide Eigenschaften.

Viele ätherische Öle können auch sehr gut bei Nervosität, Unruhe, Angststörungen, Depressionen und Konzentrationsstörungen eingesetzt werden.

Manche ätherischen Öle haben hautreizende oder allergisierende Eigenschaften, sie sollten nur mit Vorsicht verwendet werden.

Besonders **hautfreundliche** ätherische Öle sind zum Beispiel:

- Kamille, römisch und blau
- Weihrauch
- Lavendel fein oder extra
- Lavandin
- Neroli
- Geranie
- Muskateller-Salbei
- Niaouli
- Vetiver
- Teebaum

Aber auch, wenn sie gut verträglich sind, sollten ätherische Öle auf jeden Fall verdünnt werden. Nur Lavendel und Teebaum (wenn nicht überaltert und oxidiert) können pur aufgetragen werden.

Achten Sie immer auf eine hohe Qualität. Für die Parfumindustrie und auch für den normalen Handel ist lediglich der Duft eines ätherischen Öles von Bedeutung. Die therapeutische Wirkung interessiert sie nicht. Öle, deren Duft immer gleich sein soll, werden entweder synthetisch hergestellt oder natürlichen ätherischen Ölen werden Stoffe beigegeben, die den Duft standardisieren und eine gleichbleibende Qualität gewährleisten. Diese Öle sind für die Therapie wertlos.

Sehr teure Öle wie Rose, Melisse oder Jasmin werden gern mit anderen Ölen gestreckt oder mit synthetischen Ölen oder anderen Inhaltsstoffen versetzt. Seien Sie also vorsichtig, wenn auf einem Öl »naturidentisch« oder »veredelt« steht. Diese Öle können Sie zu therapeutischen Zwecken nicht gebrauchen.

Ein ätherisches Öl besteht oft aus vielen Hundert Inhaltsstoffen, von denen etliche noch gar nicht identifiziert sind. Ein natürliches Öl nachzubauen dürfte sich als unmöglich erweisen. Zudem enthalten synthetische Öle häufig einen kleinen Rest von Chlorkohlenwasserstoff (CKW), der giftig ist.

Folgende Angaben sollten Sie auf jeden Fall auf dem **Etikett** finden:
- Deutscher Name des Öls

- Lateinischer bzw. botanischer Name des Öls (sehr wichtig, weil verschiedene Pflanzen oft den gleichen deutschen Namen tragen)
- Angabe des Pflanzenteils, aus dem das Öl gewonnen wurde (auch sehr wichtig, weil Öle aus den Blättern einer Pflanze manchmal eine andere chemische Zusammensetzung und damit eine andere Wirkung haben als Öle aus der Blüte, der Frucht, den Samen oder der Rinde)
- Ursprungsland (auch hier können die Öle durchaus ein unterschiedliches Wirkprofil haben)
- 100 % reines ätherisches Öl (und nicht »naturidentisch« oder »veredelt« oder »Parfumöl«)
- Genaue Füllmenge in ml oder mg/g
- Art des Anbaus, also konventionell (konv.) (oft Pestizidrückstände!), kontrolliert-biologisch (kbA), Demeter-zertifizierte Bio-qualität (demeter), Wildsammlung (Ws) oder auch als Zusatz »fair gehandelte Produkte«
- Herstellungsverfahren (Destillation, Kaltpressung, Extraktion, usw.); dazu Angaben über das evtl. Lösungsmittel
- Rückstandskontrolliert (rück.)
- Zusatz und Mischungsverhältnis in Prozent (Manche ätherische Öle sind unverdünnt kaum bezahlbar, daher werden sie z. B. als

Mischung in Weingeist angeboten. Zähflüssige Öle werden manchmal mit Weingeist verdünnt, um sie anwendungsfreundlicher zu machen (z. B. Benzoe oder Vanille).)
- Chargen- bzw. Kontrollnummer zur Identifikation der Abfüllung
- Sicherheitshinweise (Gefahrstoffverordnung lt. EU-Kennzeichnungs-richtlinien nach R 65: gilt für alle Öle, die mehr als 10 % Kohlenwasserstoff enthalten)
- Evtl. Haltbarkeitsdatum (wird selten angegeben und ist auch nicht zwingend notwendig)

Hochwertige ätherische Öle sind ziemlich teuer. Seien Sie also auf der Hut, wenn Ihnen sehr preiswerte Öle angeboten werden. Billige, verfälschte Öle können sogar mit »natürlich« deklariert sein.

Zuviel Licht, Wärme, Sauerstoff und Feuchtigkeit schadet einem ätherischen Öl. Verwahren Sie Ihre ätherischen Öle möglichst dunkel, bei möglichst konstanter, nicht zu warmer Zimmertemperatur (nicht im Kühlschrank!) und trocken auf. Damit das Öl nicht mit zu viel Sauerstoff in Berührung kommt und oxidiert (verändert die Wirkung und macht es oft wertlos oder schädlich), muss das dunkle Glasfläschchen immer gut verschlossen sein. Jedes Öffnen schadet dem Öl ein bisschen. Besonders Teebaumöl ist da sehr empfindlich.

Zitrusöle verderben ebenfalls rasch. Sie oxidieren sehr leicht und werden dann hautreizend. Bei sehr guter Lagerung sind sie maximal anderthalb Jahre haltbar, d. h. zu therapeutischen Zwecken nutzbar.

Ätherische Öle, die aus der Myrtenfamilie (z. B. Myrte, Eukalyptus, Gewürznelke) stammen, sind ungefähr drei Jahre haltbar. Das gilt auch für fast alle Nadelholzöle (z. B. Fichtennadel, Tannennadel, Wacholder) und Grasöle (z. B. Lemongras).

Öle aus der Familie der Lippenblütler (z. B. Thymian, Lavendel, Salbei) sind mindestens drei Jahre haltbar. Erst nach einem Jahr Reifezeit entwickeln sie ihren intensiven Duft.

Blütenöle, Holz- und Harzöle sind mit am längsten haltbar. Sie reifen oft lange nach. Aber auch für die sehr lange haltbaren Öle gilt, dass sie nicht länger als drei Jahre zu therapeutischen Zwecken genutzt werden sollten. Dann sind Sie auf der sicheren Seite.

Folgende Öle haben sich besonders zur Behandlung der Arthrose bewährt:

Angelika

Angelikaöl wirkt stark entzündungshemmend und stark immunstimulierend. Dazu beruhigt das Öl und löst Ängste.

Bay

Bayöl wirkt stark erwärmend, durchblutungsfördernd, entzündungshemmend und schmerzstillend.

Cajeput

Dieses Öl wirkt stark antientzündlich und ebenso stark schmerzlindernd. Zudem stärkt es das Bindegewebe.

Eukalyptus citriodora

Der Zitroneneukalyptus wirkt entzündungshemmend und schmerzlindernd. Andere Eukalyptusarten wie Eukalyptus globulus oder radiata können ebenso gut verwendet werden.

Latschenkiefer

Dieses Öl gehört zu den typischen »Rheumaölen«. Es wird traditionell bei Arthrose eingesetzt. Es hat zwar keine Nebenwirkungen, sollte aber aufgrund der durchblutungsfördernden Wirkung nicht im akuten Entzündungsschub verwendet werden.

Rosmarin ct. cineol

Rosmarin wirkt sehr stark durchblutungsfördernd und darf daher nicht im hochakuten Entzündungsschub verwendet werden.

Rhododendron

Dieses Öl wirkt entzündungshemmend, durchblutungs-fördernd, schmerzstillend, immunstimulierend und anti-rheumatisch. Aufgrund seiner cortisonähnlichen Eigen-schaften kann das ätherische Öl ausgezeichnet bei Arthritis und Arthrose verwendet werden.

Thymian ct. Thymol oder carvacrol

Dieses Öl besitzt starke schmerzlindernde Eigenschaf-ten. Es kann jedoch unter Umständen leicht hautrei-zend sein. Sie können auf Thymian ct. Linalool auswei-chen, das sehr hautfreundlich, allerdings nicht ganz so wirksam ist.

Weihrauch

Das Öl wirkt schmerzstillend und entzündungshem-mend.

Wintergrün

Dieses Öl wird auch »Schmerzöl« genannt aufgrund seiner ausgezeichneten schmerzstillenden Wirkung. Auch wirkt es stark entzündungshemmend. Vorsicht, wenn Sie an einer Allergie oder Unverträglichkeit auf Salicylate leiden. Auch Asthmatiker sollten dieses Öl eher meiden.

Fette Trägeröle

Die wenigsten ätherischen Öle können pur verwendet werden. Gerade für das Auftragen auf die Haut sind Verdünnungen mit Trägerölen notwendig. Aber bereits viele der Trägeröle besitzen große Heilkraft und können die Wirkung der ätherischen Öle verstärken. Daher sollten auch sie sorgfältig ausgewählt werden.

Fette pflanzliche Öle spielen die wichtigste Rolle als Trägersubstanz für ätherische Öle. Wie auch ätherische Öle können sie die Haut passieren und gelangen schließlich in den Blutstrom. Anders als ätherische Öle verdunsten sie jedoch nicht. Da ätherische Öle lipophil, also fettliebend sind, können sie sehr leicht und in jeder beliebigen Menge in fetten Ölen gelöst werden.

Für die Therapie sind nur kaltgepresste Öle zu verwenden. Kaltgepresste pflanzliche Öle sind sehr hautverträglich und unterstützen die Wirkung ätherischer Öle. Sie enthalten ungesättigte Fettsäuren, die hautpflegend und hautregenerierend sind. Ranzige Öle dagegen bilden freie Radikale auf der Haut, die die Haut schädigen.

Gut eignen sich folgende fette Trägeröle:
- Aprikosenkernöl
- Johanniskrautöl
- Jojobaöl
- Mandelkernöl
- Shea-Butter
- Traubenkernöl

Einreibungen

Einreibungen mit ätherischen Ölen können sehr wohltuend sein. Gerade bei Gelenk- oder Muskelschmerzen sind sie sehr zu empfehlen.

Warme Haut absorbiert mehr Öl. Einreibungen von Teilbereichen wie auch Teilmassagen wirken oft sehr gut, manchmal sogar besser als eine Ganzkörpermassage.

Bei empfindlicher, gereizter Haut und Hautverletzungen dürfen allerdings keine Einreibungen mit ätherischen Ölen stattfinden.

Einreibung bei Arthrose

Mischen Sie drei Tropfen Rhododendron, fünf Tropfen Cajeput und drei Tropfen Wintergrün mit 30 ml Johanniskrautöl. Mehrmals täglich die schmerzenden Gelenke einreiben.

Auch bei ätherischen Ölen gilt, dass eine Mischung oft besser wirkt als ein einzelnes Öl. Hier greift ebenfalls der synergistische Effekt.

Dosierung (Massage, Einreibungen, etc.):
- 3 %ig = 6 Tropfen ätherisches Öl auf 10 ml Trägeröl bei einem Erwachsenen
- 1,5 %ig = 3 Tropfen ätherisches Öl auf 10 ml Trägeröl bei empfindlichen Menschen,

schwangeren Frauen und Kindern ab sechs Jahren.

- 0,5 %ig = 1 Tropfen ätherisches Öl auf 10 ml Trägeröl bei Säuglingen und Kleinkindern

Salben

Ätherische Öle können auch sehr gut in Salben einge-arbeitet werden. Salben eignen sich ausgezeichnet zum Einreiben bei Muskel- und Gelenkschmerzen. Aufgrund der beigegebenen ätherischen Öle duften sie sehr stark.

Im Gegensatz zu Cremes enthalten Salben kein Wasser. Daher sind fetthaltige Salben wasserabstoßend.

Sie können sich eine Salbe leicht selbst herstellen. Nehmen Sie:
50 ml Pflanzenöl, 5 g (geriebener) Bienenwachs (erhöht die Wirksamkeit der Salbe), evtl. 20 Tropfen Propolis-Tinktur (macht die Salbe haltbarer und erhöht ebenfalls die Wirksamkeit), 10-30 Tropfen ätherisches Öl (je nachdem wie stark das Öl riecht, wie es Ihnen ange-nehm ist und wie hautreizend es ist).

Geben Sie das Pflanzenöl und das Bienenwachs in ein wasserfestes Glas und erhitzen sie das Ganze in einem heißen Wasserbad (bei 70 °C ca. 10 Min.). So-bald sich das Wachs aufgelöst hat, die Mischung gut umrühren. Lassen Sie die Mischung bis auf Handwärme abkühlen. Nun tropfen Sie zunächst das Propolis hinzu.

Gut umrühren. Dann folgen die ätherischen Öle. Nach ein paar Stunden ist die Salbe fest. Verwahren Sie Ihre Salbe gut verschlossen in einem Salbentiegel. Beschriften Sie das Gefäß mit Inhalt und Datum. Verwahren Sie das Salbendöschen im Kühlschrank, da sich die Salbe hier länger hält. Salbendöschen können Sie im Internet oder in der Apotheke erwerben.

Ist Ihnen die Salbe in der Konsistenz zu fest, können Sie auch zusätzlich zum Bienenwachs 2-5 g Lanolin dazugeben. Oder Sie geben zum Pflanzenöl und Bienenwachs 4 g Sheabutter dazu, das macht die Salbe schön streichzart und sehr hautpflegend.

Bäder

Aromabäder haben eine sehr wohltuende Wirkung. Der angenehme Duft des ätherischen Öls wird durch die Nase aufgenommen und beeinflusst das Limbische System (vor allem für die Verarbeitung von Emotionen zuständig) im Gehirn. Gleichzeitig werden kleine Mengen des Öls durch die Haut absorbiert und wirken auf das Organ- und das Nervensystem.

Bei Ölbädern geben Sie die ätherischen Öle ins eingelaufene Wasser. Nicht zu früh ins Wasser geben, da ätherische Öle leicht flüchtig sind und sonst zu schnell verdunsten. Da ätherische Öle sich nicht mit Wasser vermischen, muss ein Emulgator dazu kommen. Dazu eignen sich beispielsweise ein bis drei Esslöffel Sahne,

Vollmilch oder Honig (für die Veganer: Auch Kokosmilch ist geeignet). Ohne Emulgator schwimmen die Öle oben auf dem Wasser und können die Haut reizen. Vermischen Sie also zunächst die ätherischen Öle mit dem Emulgator und geben Sie dann die Mischung in das eingelaufene Badewasser.

Die gängige Dosierung beträgt drei bis fünf Tropfen auf einen Esslöffel Emulgator. Wird die Mischung gut vertragen und gehört das gewählte ätherische Öl zur milden Sorte, kann die Tropfenzahl auf acht bis zwölf erhöht werden. Fangen Sie aber auf jeden Fall mit wenig Tropfen an und schauen Sie, wie Ihre Haut reagiert.

Sie können das ätherische Öl auch mit einem wohlriechenden pflanzlichen Öl vermischen. Bei trockener Haut ist zum Beispiel Avocadoöl, Mandelöl oder Weizenkeimöl eine gute Wahl.

Die Aufnahme der Öle ist abhängig von der Länge der Badezeit und von der Temperatur. Manchmal wird die Wirkung der ätherischen Öle erst nach einiger Zeit spürbar.

Fußbad

Teilbäder sind für die Behandlung der Arthrose besonders gut geeignet. Sie wirken zudem reflektorisch auf den gesamten Organismus.

Beim Fußbad sollten die Füße bis unter Kniehöhe mit Wasser bedeckt sein. Halten Sie Beine und Unterleib warm. Die Füße sollten den Boden der Wanne berühren.

Für ein Fußbad mischen Sie fünf bis zehn Tropfen ätherischen Öls mit einem Emulgator und geben diese Mischung in ca. 38 °C warmes Wasser. Baden Sie zehn bis fünfzehn Minuten und ziehen Sie danach dicke Wollsocken an.

Bei Krampfadern oder Lymphödem sollte von warmen Fußbädern abgesehen werden.

Fußbad bei Arthrose

Mischen Sie drei Tropfen Bay, zwei Tropfen Angelika, zwei Tropfen Thymian ct. thujanol und zwei Tropfen Weihrauch mit einem Esslöffel Honig und geben Sie die Mischung ins warme Wasser. Auch die Zugabe von einem Teelöffel Meersalz hat sich bewährt.

Handbad

Auch ein Handbad kann sehr wohltuend sein. In der Handhabung ist es dem Fußbad sehr ähnlich. Nehmen Sie eine große Schüssel und füllen Sie sie mit warmem Wasser (36-37 °C). Wählen Sie ein ätherisches Öl aus und geben Sie ca. zwei Tropfen vermischt mit einem Emulgator ins Wasser.

Zusammenfassung der Dosierungen:

- Massage: 3-6 Tropfen auf 10 ml Trägeröl
- Kompresse: 1-5 Tropfen auf 100 ml Wasser oder 5-10 Tropfen auf 1 Esslöffel Trägeröl
- Fußbäder: 2-3 (5-10) Tropfen
- Handbäder: 2-3 Tropfen
- Vollbäder: 2-5 (5-12) Tropfen
- Sitzbäder: 2-8 Tropfen
- Wickel: 5 Tropfen auf 1 Esslöffel Trägeröl

Beachten Sie, dass die angegebene Tropfenzahl nicht verbindlich ist. Sie muss individuell angepasst werden. Auch spielt die Duftstärke eine große Rolle. Daher werden Sie in der Literatur auch unterschiedliche Angaben finden.

Hydrolate

Wie Sie wissen, werden die meisten ätherischen Öle mittels der Wasserdampfdestillation von Pflanzen gewonnen. Gleichzeitig erhält man jedoch auch Hydrolate, auch Pflanzenwässer, Aquarome oder Hydrosole genannt. Ein Hydrolat entsteht bei der Abkühlung des Destillationsdampfes. Es ist also ein Rückstand aus kondensiertem Wasser und den wasserlöslichen Inhaltsstoffen der Pflanzen. Ätherische Öle enthalten vor allem die fettlöslichen Komponenten der Heilpflanzen. Im Hydrolat ist im Allgemeinen nur noch sehr wenig ätherisches Öl (0,1-2 %) vorhanden (selten mehr).

Destilliert werden Hydrolate aus Kraut, Blüten, Blättern, Nadeln, Rinde, usw. Manchmal werden sie auch aus Pflanzen gewonnen, die nur wenig ätherisches Öl enthalten wie z. B. aus dem Mädesüß, dem Spitz- und Breitwegerich, dem Johanniskraut oder aus Holunderblüten. Jedes ätherische Öl, das mit Hilfe von Wasserdampfdestillation gewonnen wird, besitzt auch sein Hydrolat.

Hydrolate duften übrigens anders als das zugehörige ätherische Öl, sie riechen mehr nach der Ursprungspflanze. Und sie schmecken in der Regel sehr viel angenehmer als ätherische Öle. Daher können sie auch in der Küche zum Einsatz kommen.

Ihr Wirkprofil kann dem des ätherischen Öls ähneln, kann aber auch völlig anders sein. Ganz gleich ist es jedenfalls nie.

Nach wie vor ist es leider so, dass so gut wie keine wissenschaftlichen Erkenntnisse über die Heilwirkung von Hydrolaten existieren und daher auch nur sehr wenige Veröffentlichungen. Auch ist die Behandlung mit Hydrolaten selbst bei Naturheilkundlern noch wenig bekannt. Das ist sehr schade, da sie auf vielfältige Weise genutzt werden können, sehr mild wirken und sich auch bei der Behandlung der Arthrose bewährt haben.

Seien Sie vorsichtig beim Erwerb eines Hydrolats. Viele Firmen und sogar Apotheken bieten destilliertes Wasser an, das mit natürlichen oder synthetischen ätherischen Ölen vermischt ist. Oft enthalten sie Alkohol oder andere Konservierungsmittel. Auch diese Wässer werden oft als Hydrolate bezeichnet. Sie haben jedoch eine komplett andere Wirkung und sind in der Regel für jegliche Therapie nicht zu gebrauchen. Ein Wasser, dem lediglich ein Duft hinzugefügt wurde, ist kein echtes Hydrolat. Laut Definition muss ein Hydrolat aus hundert Prozent natürlichen Pflanzenmaterials hergestellt sein. Synthetische Duftkomponenten dürfen nicht hinzugefügt worden sein.

Es gibt auch Firmen, die Hydrolate von Zitrusfrüchten anbieten. Da Zitrusfrüchte jedoch kaltgepresst und nicht destilliert werden, existiert natürlich von diesen Früchten kein echtes Hydrolat.

Seien Sie auch aufmerksam, wenn Sie auf dem Etikett die Pflanze überprüfen. Es darf kein Gemisch mehrerer Pflanzen einer Art sein. Also ein Pfefferminz-Hydrolat sollte von *Mentha piperita* destilliert worden sein, nicht von einer anderen Minzeart oder von einem Minze-Gemisch. Jede Minzeart besitzt eine andere chemische Struktur und daher auch eine andere Wirkweise.

Hydrolate wirken sehr sanft und sind dabei außerordentlich heilsam. So sind sie besonders auch für die Anwendung bei Kindern, Schwangeren, Hochbetagten und sehr sensiblen oder auch sehr kranken Menschen geeignet.

Zur äußeren Anwendung eignet sich die Nutzung einer **Sprayflasche**. So wird kein Hydrolat verschwendet, Sie können präzise eine kleine Menge auf die Haut aufbringen, und da die Sprayflasche geschlossen bleibt, besteht geringere Gefahr einer Verunreinigung. Und auch der Sauerstoffkontakt wird verkürzt. Sie verlängern somit die Haltbarkeit. Setzen Sie also am besten direkt nach Erwerb des Hydrolats einen Sprühkopf auf die Flasche. Oft werden Hydrolate auch bereits in Sprayflaschen angeboten.

Hydrolate können auch als Ergänzung zu Heilpflanzen verwendet werden, da sich hier oft ein synergistischer Effekt ergibt. Das gilt auch für die Aromatherapie. Die fettlöslichen Anteile der ätherischen Öle und die wasserlöslichen der Hydrolate sind eine sinnvolle Kombination.

Kompressen

Da Hydrolate so sanft zu Haut und Schleimhaut sind, können sie sehr gut für Kompressen und Auflagen verwendet werden.

Geben Sie für eine Kompresse drei bis fünf Esslöffel Hydrolat in einen Liter Wasser (bei sehr empfindlichen Menschen zwei bis drei Teelöffel) mit der geeigneten Temperatur. Tauchen Sie ein Tuch hinein und legen Sie es auf die kranke Stelle. Dort sollte es verbleiben, bis das Tuch die Temperatur verändert, also entweder kalt wird bei warmen Auflagen oder warm wird bei kalten Kompressen. Erwachsene und Jugendliche können das Hydrolat aber auch pur nutzen. Dazu eignet sich der Gebrauch der Sprayflasche.

Bringen Sie häufiger am Tag eine kleine Menge Hydrolat auf, das wirkt besser, als ein oder zweimal eine große Menge. Drei bis zwölf Anwendungen pro Tag sind zu empfehlen, bis die Krankheitserscheinungen fort sind.

Innere Anwendung

Hydrolate können auch innerlich eingenommen werden. Getrunken wirken sie schneller und intensiver als Tee aus der gleichen Pflanze, da sie wesentlich konzentrierter sind (bis ca. das Vierfache). In der Regel werden sie daher verdünnt. Geben Sie einen Teelöffel in ein Glas Wasser, Fruchtsaft oder einen Becher Tee. Nehmen Sie nicht mehr als drei Teelöffel Hydrolat am Tag ein (Ausnahmen bestätigen natürlich auch hier die Regel). Diese Dosis ist unbedenklich. Sie können auch zwei Esslöffel Hydrolat auf einen Liter Flüssigkeit geben und das Pflanzenwasser den Tag über schluckweise trinken.

Für Erwachsene ist es auch problemlos möglich, Hydrolate teelöffelweise pur einzunehmen, bei kleineren Kindern und empfindlichen oder sehr kranken Menschen sollte auf jeden Fall wie oben beschrieben verdünnt werden.

Folgende Hydrolate sind zur Arthrosebehandlung zu empfehlen.

Fichtennadel-Hydrolat (Picea abies)
Das wunderbar nach Wald duftende Hydrolat wirkt durchblutungsfördernd und lindert rheumatische Beschwerden und Arthroseschmerzen.

Latschenkiefer-Hydrolat (Pinus mugo subsp. mugo)
Das Hydrolat fördert die Durchblutung, wirkt entzündungshemmend und schmerzlindernd.

Schwarzfichte (Picea mariana)

Teilbäder oder Kompressen lindern ausgezeichnet Schmerzen und Entzündungen. Noch effektiver wird die Wirkung bei einer Kombination mit Waldkiefer-Hydrolat (Pinus sylvestris). Tränken Sie ein Baumwolltuch mit der Mischung und legen Sie es auf das schmerzende Gelenk. Darüber geben Sie eine Plastikfolie und ein Wolltuch. Lassen Sie die Kompresse dreißig Minuten wirken. Die Körperwärme erhitzt die Kompresse, Plastik und Wolle halten die Wärme.

Zirbelkiefer-Hydrolat (Pinus cembra)
Die wunderbar nach Wald duftende Zirbelkiefer stärkt das Immunsystem und lindert rheumatische Beschwerden und Arthroseschmerzen.

Zypresse (Cupressus sempervirens)
Das Zypressen-Hydrolat ist ebenfalls bei Arthroseschmerzen sehr zu empfehlen. Hier hat sich besonders eine Kombination aus äußerer und innerer Anwendung bewährt, kurmäßig über drei bis vier Wochen.

Einreibung bei Arthrose

Reiben Sie mehrmals täglich die schmerzenden Gelenke mit Fichtennadel-Hydrolat ein. Auch Umschläge sind denkbar.

Homöopathie

Die Homöopathie unterscheidet sich von anderen Heilsystemen. Entwickelt wurde sie von dem deutschen Arzt Samuel Hahnemann (1755-1843).

Jede Substanz, die als Heilmittel verwendet werden soll, durchläuft zunächst eine Arzneimittelprüfung am gesunden Menschen. Die Veränderungen, die bei der Einnahme beobachtet werden, werden so detailliert wie nur möglich festgehalten. Diese Symptomensammlungen werden als **Arzneimittelbilder** bezeichnet. Heute sind über dreitausend Mittel bekannt, die einer Arzneimittelprüfung unterzogen wurden.

Das zweite Prinzip der Homöopathie ist die **Ähnlichkeitsregel**. Sie bedeutet, dass der Patient mit dem Arzneimittel behandelt wird, welches, von einem Gesunden eingenommen, bei diesem ähnliche Symptome hervorruft. Mit anderen Worten, die Arzneiprüfung am Gesunden löst eine Art künstliche Krankheit aus.

Je ähnlicher die auftretenden Erscheinungen den Symptomen der zu heilenden Krankheit sind, desto erfolgreicher ist die Heilung. Dazu muss die Gesamtheit aller Symptome, die die Krankheit zeigt, körperliche und psychische, in Betracht gezogen werden.

Die Homöopathie ist eine sehr individuell ausgerichtete Heilmethode, d. h. ein Heilmittel, das bei einem Patienten wirkt, muss bei einem anderen Patienten mit derselben Krankheitsdiagnose noch lange nicht helfen.

Das liegt daran, dass jedes Individuum verschieden auf Krankheiten reagiert und daher auch verschiedene Formen der Beschwerden zeigt.

Zur Verdeutlichung sehen Sie sich bitte folgendes Beispiel an.

Eine Familie leidet unter einem *grippalen Infekt*:

Der *Vater* hat eine verstopfte Nase, Husten und leicht erhöhte Körpertemperatur.

Bei der *Mutter* läuft die Nase und macht die umgebende Haut wund. Sie fühlt sich krank und schlapp, hat aber kein Fieber.

Die *Tochter* hat über 39 °C Fieber, ein hochrotes Gesicht, trockene Haut, ist aber ansonsten quietschfidel.

Der kleine *Sohn* hustet vor allen Dingen, niest häufig, er hat ebenfalls Fieber und schwitzt stark.

Die Diagnose ist bei allen vieren gleich, nur die Symptome unterscheiden sich. Nach der Klassischen Homöopathie würde jeder dieser vier Menschen ein anderes Mittel benötigen, das je nach Krankheitsverlauf (z. B. erst trockene Haut, später viel schwitzen) gewechselt, d. h. dem neuen Krankheitsbild angepasst werden muss.

Die sogenannte **Simile-Regel** heißt: *Similia similibus curentur – Ähnliches möge durch Ähnliches behandelt werden.* Die Schulmedizin behandelt genau andersherum. Bei Durchfall gibt sie ein stopfendes Mittel, bei Fieber ein fiebersenkendes Mittel.

Im Laufe seiner Forschungen stellte Hahnemann fest, dass die geprüften Substanzen (Pflanze, Tier, Mineral) noch besser wirkten, wenn sie verdünnt und geschüttelt wurden. Er nannte das **Potenzieren**. Er hatte beobachtet, dass unverdünnte Substanzen zwar oft die Krankheit heilen konnten, dass es jedoch nicht selten zu überschießenden Reaktionen beim Patienten kam, die unangenehm und manchmal sogar gefährlich sein konnten.

Das Potenzieren erfolgt auf unterschiedliche Weise. Für die Selbstbehandlung interessieren uns vor allem die D(ezimal)-Potenzen (Zehnerpotenzen). Hier erfolgt eine Verdünnung von 1:10, also 1 Teil Urtinktur und 9 Teile Wasser-Alkohol-Gemisch bzw. Milchzucker plus zehn kräftige Schüttelschläge. Dies ergibt eine D1. Eine D2 erhält man, wenn man 1 Teil der D1 mit 9 Teilen Wasser-Alkohol-Gemisch bzw. Milchzucker verschüttelt oder verreibt, usw.

Ab einer Verdünnung D24 ist kein Molekül des Arzneistoffes mehr vorhanden (sog. Lochschmidt'sche Zahl: 10^{23}). Dennoch wird in der Klassischen Homöopathie, also der Homöopathie, die sich direkt auf Hahnemann beruft, gesagt, dass hohe Potenzen tiefgreifender wirken als niedrige und nur in erfahrene Hände gehören. Erklärungsversuche dazu gibt es viele, ein Beweis steht aber noch aus.

Neben den D-Potenzen sind auch die C(entesimal)-Potenzen (Hunderterpotenzen) gebräuchlich. Hier erfolgt eine Verdünnung von jeweils 1:100, also 1 Teil Urtinktur und 99 Teile des Wasser-Alkoholgemisches bzw. des Milchzuckers. Auch hier gibt es pro Vermischungsschritt zehn kräftige Schüttelschläge.

Der Unterschied zwischen beispielsweise einer D6-Potenz und einer C3-Potenz besteht darin, dass sie unterschiedlich oft geschüttelt wurden. Man geht davon aus, dass eine D6 daher kräftiger wirkt.

Seltener sind LM- bzw. Q-Potenzen in Gebrauch. Hier erfolgt eine Verdünnung in Schritten von 1 : 50000 (lat.: L für 50; M für 1000), dazu kommen hundert Schüttelschläge. Die LM-Potenzen wirken sehr weich und können über längere Zeit eingenommen werden.

Es wird zwischen Tief- und Hochpotenzen unterschieden. Zur Eigenbehandlung sind vor allem die *Tiefpotenzen* geeignet. Hochpotenzen sollten erfahrenen Therapeuten überlassen werden.

Tiefpotenzen (D1 - D12)*:*

Hier handelt es sich um Potenzen, bei denen der Arzneimittelgehalt noch nachweisbar ist. Es erfolgen direkte Arzneireize. Ihre Wirkungsdauer ist nur kurz, daher müssen sie mehrmals täglich eingesetzt werden. Sie kommen hauptsächlich bei akuten Erkrankungen in Anwendung. Tiefe Potenzen haben eine starke Beziehung zum Organ.

Hochpotenzen (D30 und höher):

In den Hochpotenzen befindet sich, wie Sie bereits wissen, kein Molekül des ursprünglichen Arzneimittels mehr. Die Wirkung beruht vermutlich auf der Übertragung von Informationen. Sie haben eine lange Wirkdauer über Wochen und Monate und greifen tief in Organismus und Psyche ein. Ihr Gebrauch ist für Kritiker schon eher eine »Glaubenssache«.

Dosierung und Anwendung

Die gängigste Form der homöopathischen Arzneimittel sind die süß schmeckenden Globuli, Streukügelchen. Daneben gibt es aber auch Tabletten, Lösungen (Dilutionen) und Verreibungen (Triturationen).

Tiefpotenzen, also D1-D12, werden häufig gegeben. In akutem Fall nehmen Sie jede Stunde

- 5 Globuli oder
- 5 Tropfen oder
- 1 Tablette

Sobald eine Besserung eingetreten ist, werden die Abstände verlängert. Nehmen Sie nun drei- bis viermal täglich fünf Globuli, fünf Tropfen oder eine Tablette ein. Das gilt auch für **chronische Zustände**, also für Ihre Arthrose.

Die Potenz D12 wird etwas seltener eingenommen, hier reichen zwei Dosen täglich, nachdem der akute Zustand vorüber ist oder bei chronischen Erkrankungen. Bei hochakuten und akuten Beschwerden werden sie jedoch genauso häufig gegeben wie die niedrigeren Potenzen.

Wichtig ist, dass Sie die Homöopathika nicht zum Essen einnehmen. Bereits die Mundschleimhaut soll das Mittel resorbieren. Die aggressive Magensäure zerstört es. Halten Sie also mindestens eine halbe Stunde Abstand zur Mahlzeit. Globuli, Tropfen oder Tabletten werden auf oder unter die Zunge gegeben und nicht abgeschluckt. Sie lösen sich schnell im Mund auf.

Nicht selten kommt es auch vor, dass sich die Beschwerden verändern. Auch dann sollte ein neues, auf das veränderte Krankheitsbild besser passendes Homöopathikum gesucht werden.

Manchmal bessert auch ein Arzneimittel die Beschwerden, kann sie aber nicht gänzlich ausheilen. Auch dann schauen Sie nach einem nun passenden homöopathischen Mittel, das die Restbeschwerden zum Abklingen bringt.

Gelegentlich gibt es bei der Gabe von Tiefpotenzen bei akuten Erkrankungen eine sogenannte »Erstverschlimmerung«, besser »Erstreaktion« genannt. Sie ist nicht weiter gefährlich und geht auch rasch wieder vorbei. Sie zeigt lediglich an, dass die Wahl des Mittels richtig war und der Körper reagiert. Eine heftige Erstreaktion sollte nicht auftreten und ist auch extrem selten. Dann müssen Potenz und Dosis verändert werden. Sensibel reagieren zum Beispiel oft Schwangere und auch Kinder benötigen nur ein bis zwei Globuli.

Erstreaktionen können sich z. B. zeigen als kurzzeitig erhöhte Körpertemperatur, vermehrtes Schwitzen, Durchfall, Harndrang und Müdigkeit. Auch die Arthroseschmerzen können sich kurzfristig verschlimmern.

Es wird oft gesagt, dass Kaffee, Pfefferminze und Kampfer die Wirkung homöopathischer Mittel stören. Ob das tatsächlich so ist, darüber streiten sich die Gelehrten. Um auf Nummer Sicher zu gehen, seien Sie einfach in der Zeit, in der Sie homöopathische Mittel einnehmen, mit diesen Substanzen zurückhaltend und halten Sie einen großen Abstand zwischen Einnahme und z. B. Kaffeetrinken ein. Auch ätherische Öle mit ihrem starken Duft passen nicht zu einer homöopathischen Behandlung.

Die **Klassische Homöopathie**, also die Homöopathie, die sich direkt auf Hahnemann beruft, arbeitet mit Einzelmitteln, und nur in sehr seltenen Ausnahmefällen mit zwei oder drei einzelnen Homöopathika, die zudem meist hintereinander gegeben werden. Das ausgewählte Mittel muss zum individuellen Krankheitsbild des Patienten passen, das heißt, die Symptome sollten sich so weit wie möglich mit dem jeweiligen Arzneimittelbild decken. Um dieses Mittel herauszufinden, sind eine umfangreiche Anamnese und diverse, ebenfalls zeitaufwändige Verlaufskontrollen erforderlich und auch dann kann die Auswahl sehr schwierig sein. Hier sind sehr viel Erfahrung, Fingerspitzengefühl und Geduld erforderlich.

Komplexmittel, auch homöopathische Gemische genannt, sind bei Vertretern der Klassischen Homöopathie in der Regel verpönt, da sie einen anderen Heilansatz haben. Komplexmittel haben keine Arzneimittelprüfung am gesunden Menschen durchlaufen. Hier werden zwei oder mehr homöopathische Einzelmittel zusammengestellt, die erfahrungsgemäß ein bestimmtes Krankheitsbild günstig beeinflussen. Manchmal werden auch Pflanzentinkturen und Homöopathika zusammengegeben. Komplexmittel werden also nach bewährten Indikationen, nach der klinischen Diagnose, ausgewählt.

Natürlich können auch **Einzelmittel** nach den gleichen Gesichtspunkten wie Komplexmittel ausgewählt werden, also nicht nach dem sehr individuellen Krankheitsbild, sondern nach der Diagnose, bei Ihnen also »Arthrose«. Das Arzneimittelbild spielt natürlich auch hier eine Rolle. Wenn mehrere Mittel für die Diagnose »Arthrose« in Frage kommen, wird das homöopathische Mittel gewählt, dessen Arzneimittelbild am besten passt.

Folgende homöopathische Mittel haben sich bei Arthrose besonders bewährt.

Acidum formicicum D4, D6 o. D12 (Ameisensäure):

- Deformierende Gelenkentzündungen, Schmerzen, Steifigkeit
- Besserung durch Wärme, Ruhe und Bandagen
- Verschlimmerung durch Bewegung, Kälte und Nässe

Apis D4 o. D6 (Honigbiene):

- Akute und subakute Gelenkentzündungen, deformierende Gelenkentzündungen, starke stechende und brennende Schmerzen, Schwellung, Steifigkeit
- Besserung durch Ruhe und kalte Anwendungen
- Verschlimmerung durch Berührung, Bandagen, Bewegung und Wärme

Belladonna D6 (Tollkirsche):

- Hochakute Entzündungen, Gelenke sind rot, geschwollen und heiß, starke Schmerzen
- Besserung durch Ruhe
- Verschlimmerung durch Berührung, Bewegung, Erschütterung, am Nachmittag und Abend

Bryonia D6 (Zaunrübe):

- Gelenke sind rot, geschwollen und heiß, jede Bewegung ist hochgradig schmerzhaft.

- Besserung durch festen Druck, Ruhe, Kälte und Liegen auf dem erkrankten Gelenk
- Verschlimmerung durch Berührung, Erschütterung, jede Bewegung, Wärme

Calcium carbonicum D6 (Kohlensaurer Kalk):
- Entzündete, geschwollene Gelenke, bes. Knie. Arthritische Knotenbildung
- Besserung durch Liegen auf der schmerzhaften Seite und trockenes Klima
- Verschlimmerung durch körperliche Belastung, Kälte, Stehen

Causticum Hahnemanni D6 o. D12 (Ätzstoff Hahnemanns):
- Chronisch deformierende Gelenkerkrankung (bes. ältere Menschen), reißende und brennende Schmerzen, Gelenke sind steif, geschwollen, heiß. Besonders Hüft- und Sprunggelenke sind betroffen.
- Besserung durch leichte Bewegung und Wärme, auch Bettwärme
- Verschlimmerung durch trockene Kälte, Ruhe

Harpagophytum D2 o. D4 (Teufelskralle):
- Entzündliche und chronische Gelenkerkrankung mit Deformationen, Schmerzen
- Besserung durch Ruhe und Liegen

- Verschlimmerung durch Bewegung und Wetterwechsel

Rhus toxicodendron D6 o. D12 (Giftsumach):
- Akute und chronische Gelenkentzündung, Schmerzen und heiße Schwellung, Steifigkeit
- Besserung durch fortgesetzte Bewegung, lokale, trockene Wärme
- Verschlimmerung durch Ruhe, beginnende Bewegung, feuchte Kälte, nachts

Kleine Auswahl an homöopathischen **Komplexmitteln**, die bei Arthrose empfehlenswert sind (kein Anspruch auf Vollständigkeit):
- Chirofossat® (Fa. Dreluso)
  Argentum colloidale, Arnica, Calcium carbonicum, Cobaltum, Euphorbium, Gelsemium, Symphytum

- Chiroplexan H (Fa. Pflüger)
  Calcium carbonicum, Calcium phosphoricum, Euphorbia, Hypericum, Silicea, Symphytum

- Rheuma-Heel® (Fa. Heel)
  Rhus tox., Bryonia, Causticum, Arnica, Ferrum phos.

- Zeel® comp. (Fa. Heel)
  Toxicodendron quercifolium, Arnica, Solanum dulc., Sanguinaria

Schüßler Salze

Im Jahr 1873 publizierte der deutsche Arzt Wilhelm Heinrich Schüßler seine »abgekürzte Homöopathische Therapie«. Bereits ein Jahr später erklärte er, dass sein Heilverfahren mit Homöopathie nichts zu tun habe, da es sich nicht auf das Ähnlichkeitsprinzip stütze, sondern auf die physiologisch-chemischen Vorgänge im Organismus. Er nannte seine Therapie folgerichtig »Biochemie«. Dabei wurde Schüßler sehr vom Begründer der Cellular-Pathologie R. Virchow beeinflusst, der der Ansicht war, dass »das Wesen der Krankheit die Krankheit der Zellen ist«.

Schüßlers Theorie nach besteht die Ursache von Krankheit in einem Mangel an anorganischen Salzen. Durch die Substitution der fehlenden anorganischen Stoffe muss es also zwangsläufig zu einer Heilung der Krankheit kommen. Dabei geht es aber nicht in erster Linie darum, die fehlenden anorganischen Salze wieder zuzuführen, sondern in der Zelle einen Reiz zu setzen, die lebenswichtigen Nährsalze vermehrt aus der Nahrung aufzunehmen. Die Therapie mit Schüßler Salzen ist sanft und ohne Nebenwirkungen.

Schüßler stellte im Körper zwölf besonders wichtige Mineralsalz-verbindungen fest. Jedes einzelne dieser Salze übt einen bestimmten Einfluss auf die Funktionen der Körperorgane aus. Man nennt sie auch biochemische Funktionsmittel. Sie können Schüßler Salze in der Apotheke erwerben. Gern werden auch die zwölf biochemischen Salben genutzt.

Seit Schüßlers Tod wurden weitere Mineralstoffe im Gewebe und im Blut entdeckt, die für die Gesundheit und das Wohlbefinden ebenfalls eine große Rolle spielen. Sie werden als Ergänzungsmittel bezeichnet. Etliche Schüßler-Therapeuten halten diese Ergänzungsmittel aber für entbehrlich.

Die Funktionsmittel Schüßlers werden mit Milchzucker verrieben, nach den Regeln der Homöopathie potenziert und in Tabletten gepresst. Sie sind in den Potenzen D 3, D 6 und D 12 erhältlich.

Dosierung und Anwendung

In akuten Fällen wird etwa alle fünf bis fünfzehn Minuten eine Tablette genommen, bei chronischen Erkrankungen drei- bis sechsmal täglich ein bis zwei Tabletten. Sie sollten eine halbe Stunde vor oder eine Stunde nach dem Essen eingenommen werden. Lassen Sie die Tablette im Mund zergehen.

Es sollten nur in Ausnahmefällen unterschiedliche Mittel gleichzeitig eingenommen werden. Meistens reicht ein Mittel aus. Wird ein zweites Salz hinzugenommen, dann im täglichen Wechsel einnehmen.

Für die Behandlung der Arthrose haben sich folgende Schüßler Salze bewährt:

Nr. 2 Calcium phosphoricum D 6
Bei chronischen Beschwerden. Verschlimmerung nachts und in der Ruhe.

Nr. 6 Kalium sulfuricum D 6
Bei chronischen Entzündungen aller Art. Wandernde Schmerzen. Verschlimmerung nachts

Nr. 7 Magnesium phosphoricum D 6
Als Zwischenmittel, wenn die Schmerzen besonders heftig sind.
Alle zehn Minuten eine Tablette in heißem Wasser auflösen oder »Heiße Sieben«. Bei der »Heißen Sieben« löste man zehn Tabletten des Mittels in einem Glas heißen Wassers auf (nicht mit Metalllöffel umrühren). Diese Lösung alle zwei bis fünf Minuten in kleinen Schlucken trinken.

Nr. 8 Natrium chloratum D6
Bei chronischen Beschwerden. Verschlimmerung morgens und feucht-kühles Wetter.

Nr. 12 Calcium sulfuricum D 6
Bei chronischen Beschwerden

Salbe Nr. 6 (Kalium sulfuricum) oder **12** (Calcium sulfuricum). Mehrmals täglich dünn auftragen oder einmassieren.

Kneippsche Wasseranwendungen

Pfarrer Sebastian Kneipp (1821-1897) gab die Schriften »Meine Wasserheilkunde« und »So sollt ihr leben« heraus. In erster Linie verbinden wir Kneipp mit der bekannten Wassertherapie. Aber das wird seinem Gesundheitskonzept nicht gerecht. Eine Kneipp-Therapie steht auf **fünf Säulen**: Wasser, Bewegung, Ernährung, Heilpflanzen und Ordnung.

Schauen wir uns die **Wassertherapie** Kneipps näher an, denn mit ihrer Hilfe können Sie Arthrosebeschwerden oft nachhaltig lindern.

Bei den Wasseranwendungen wird auf den Körper ein Reiz ausgeübt, der umso stärker ausfällt, je größer die begossene Körperfläche und je länger die Dauer der kalten Anwendung ist.

Was geschieht bei der Kaltwasseranwendung? Das kalte Wasser entzieht dem Körper Wärme. Er muss nun selbst Wärme bilden. Daraus resultiert eine Mehrdurchblutung, die Heilungsvorgänge in Gang bringt und das Immunsystem anregt. Bei regelmäßiger Anwendung lernt der Körper, seinen Wärmehaushalt effektiver zu regulieren. Resultat ist ein abgehärteter Körper.

Bei Warmwasseranwendungen, die Kneipp selten verordnete, wird dem Körper Wärme direkt zugeführt, was zu Entspannungs- und Beruhigungsreaktionen führt. Kneipp riet, jeder Warmwasseranwendung eine kurze Kaltanwendung folgen zu lassen. Auch heute werden therapeutische warme Bäder oftmals mit einer kurzen Kaltanwendung beendet.

Die Heilwirkungen der Kneippschen Kaltwasseranwendungen:
- Linderung von Schmerzen im Bewegungsapparat
- Verbesserung der Herzfunktion und der Durchblutung der Koronararterien.
- Anregung der Blutzirkulation
- Umstimmung und Harmonisierung des vegetativen Nervensystems
- Harmonisierung der Verdauungsvorgänge
- Stärkung der Abwehrkräfte
- Anregung vieler Stoffwechselvorgänge
- Steigerung der körperlichen Leistungsfähigkeit
- Verbesserung der Konzentrationsfähigkeit
- Verbesserung der Schlaffähigkeit
- Verbesserung des allgemeinen Wohlbefindens

Kneippsche Güsse

Bewährt haben sich zur Behandlung der Arthrose die Kneippschen Güsse.

Milde Reizung erfahren Sie durch den *Knieguss*. Beginnen Sie mit Ihrem rechten Bein. Führen Sie den Wasserstrahl außen aufwärts bis über das Knie und auf der Innenseite zurück. Dann folgen Beinvorder- und -rückseite. Nun wechseln Sie zum linken Bein. Ganz am Ende begießen Sie die Fußsohlen.

Stärker wird der Reiz beim *Schenkelguss*, der bis zur Leistenbeuge geführt wird. Gerade bei Arthrose werden Sie durch diese Güsse Erleichterung erfahren.

Einfach durchzuführen ist auch der *Armguss*. Beginnen Sie an der rechten Hand außen. Gießen Sie bis hoch zur Schulter, verweilen Sie kurz, und führen Sie den Strahl innen zurück. Nun kommt der linke Arm dran. Wiederholen Sie das Ganze bis zu dreimal.

Die Güsse können natürlich auch als *Wechselgüsse* angewandt werden. Dabei sollte die Temperatur beim warmen Guss 36-38 °C betragen. Wenden Sie ihn ein bis zwei Minuten an. Anschließend folgt der kalte Guss (12-18 °C), dem Sie sich zwanzig bis dreißig Sekunden aussetzen. Bei kalten Extremitäten sollten Sie auf jeden Fall mit einem warmen Guss beginnen.

Kneippsche Güsse sollten nicht angewandt werden bei Asthma bronchiale, organische Herzerkrankungen und Harnwegsinfektionen.

Bitte beachten Sie:
- Je kälter das Wasser, umso kürzer soll die Anwendung sein. Am günstigsten sind kurze und kräftige Reize. Fangen Sie vorsichtig an. Kleinere Teilreize, z. B. nur an den Beinen oder Armen, sind besonders geeignet, da diese weniger stark auf Tempera-

turreize reagieren als der Rumpf. Für die Behandlung der Arthrose reichen sie in der Regel auch vollkommen aus.

- Kalte Anwendungen dürfen nur auf warmer Haut angewandt werden und niemals, wenn Sie frieren.
- Nach der Kaltwasseranwendung sollten Sie sich nicht abtrocknen, sondern nur das Wasser abstreifen. Danach ziehen Sie sofort trockene Kleidung an. Ziel ist es, die Verdunstungskälte zu nutzen. Nach wenigen Minuten wird der Körper reaktiv Wärme bilden. Daher ist es wichtig, dass Sie sich nach dem Anziehen zügig bewegen. Leichtes Laufen oder schnelles Gehen mit Armeschwenken wären Möglichkeiten, um die reaktive Erwärmung zu unterstützen.
- Um den behandelten Körperteil sollte sich ein geschlossener Wassermantel bilden. Ein Gießrohr, ein Schlauch oder auch eine große Gießkanne sind dafür geeignet. Der Wasserdruck darf nicht zu hoch sein.
- Planen Sie verschiedene Anwendungen am Tag, so sollte dazwischen eine Pause von zwei bis drei Stunden liegen.
- Keine Anwendungen direkt nach dem Essen. Lassen Sie einen Zwischenraum von mindestens einer Stunde.

Ein langandauernder Kältereiz kühlt, ein kurzer Reiz dagegen fördert die Durchblutung.

Kurzer Kältereiz	Langer Kältereiz (> 15-20 Min.)
Durchblutungsanregend	Durchblutungssenkend
Schmerzlindernd	Stoffwechselreduzierend
Stoffwechselanregend	Entzündungshemmend
Erhöhung der Muskelspannung	
Immunsystemaktivierend	

Wirkung von warmem Wasser

Warmes Wasser regt den Stoffwechsel an. Sauerstoff, Nährstoffe und Antikörper werden schneller transportiert, Zerfallsprodukte rascher entsorgt. Länger andauernde Wärme entspannt Körper und Geist, lindert Schmerzen, der Körper kann sich leichter regenerieren.

Warmes Wasser	Wechselbäder (warm - kalt)
Schmerzlindernd	Kreislaufanregend

Stoffwechselanregend	Immunstimulierend
Durchblutungsanregend	Schmerzlindernd
Entspannend	Entspannend

Die wichtigsten **Anwendungsgebiete** für die Wassertherapie sind:

- Erkrankungen des Bewegungsapparates
- Rheumatische Erkrankungen
- Stoffwechselerkrankungen
- Hauterkrankungen
- Herzkreislauf- und Gefäßerkrankungen
- Atemwegserkrankungen
- Verdauungsbeschwerden
- Lympherkrankungen
- Schlafstörungen
- Nervosität

Falls Sie sich für die Kneipp-Therapie insgesamt interessieren, so gibt es bestimmt in Ihrer Nähe einen Kneipp-Verein, der Kurse zu den verschiedensten Themenbereichen anbietet. Sie wissen ja, die Kneipp-Therapie umfasst weit mehr als die Wassertherapie.

Schlick, Schlamm, Fango und Sand

Thalasso

Eine andere Form der Wasserbehandlung ist im weiteren Sinn die Thalassotherapie. Sie kann man nicht zuhause durchführen, aber vielleicht haben Sie Gelegenheit, einmal eine Kur zu machen.

Das Wort »Thalasso« leitet sich vom griechischen »thalassa« ab, was einfach nur »Meer« bedeutet. Charakteristisch ist die Behandlung mit einer Kombination aus Meerwasser, Seeluft, Sonne, Algen, Schlick und Sand.

Die Auflagen für eine »echte« Thalasso-Therapie sind streng. So muss sich die Kuranlage direkt am Meer befinden und es darf nur frisches, unbehandeltes Meerwasser zur Anwendung kommen. Das Personal muss sich aus mindestens einem Badearzt, Masseuren, Therapeuten und Sportlehrern zusammensetzen.

Eine klassische Thalasso-Kur dauert in der Regel sechs Tage, weniger ist nicht erfolgversprechend. Empfohlen wird sie bei rheumatischen Erkrankungen, Atemwegserkrankungen, Rückenschmerzen, Durchblutungsstörungen, Verdauungsstörungen und Hautproblemen. Thalasso entgiftet und entschlackt den Organismus. Das liegt an dem hohen Gehalt an Mineralien und Spurenelementen in der Seeluft und im Meerwasser, aber auch in den Schlickbädern. Die Sonne wirkt vor allem auf das Wohlbefinden.

Für die Therapie wird frisches Meerwasser vor Ort aus dem Meer gepumpt und auf 36 °C erwärmt. Auch das Salz aus dem Meer wird in bestimmten Becken gesammelt, um später therapeutisch genutzt zu werden.

Neben dem Meerwasser ist der Meeresschlamm, auch Schlick genannt, wichtiger Teil der Thalassotherapie. Er enthält noch um ein Vielfaches mehr an Mineralien und Spurenelementen. Vor allem bei Erkrankungen des Bewegungsapparates haben sich die erwärmten Schlickpackungen als sehr hilfreich erwiesen.

Bewegungsprogramme an der frischen Meeresluft gehören zu einer echten Thalassotherapie. Aber natürlich sind auch Gymnastik und Schwimmen Bestandteil der Therapie. Massagen, Behandlungen mit Wickeln, besondere Getränke, Diäten und Sonnenbäder (natürliche Sonne) können die Thalassotherapie ergänzen. Der Nachteil - eine echte Thalassotherapie ist nicht gerade preiswert.

Fango

Fangopackungen können Sie auch zuhause anwenden. »Fango« bedeutet im Italienischen »Schlamm«. Er wird heute vor allem aus vulkanischem Mineralgestein gewonnen, muss etwa ein Jahr reifen und kommt dann zusammen mit Thermalwasser zur Anwendung. Besonders in Italien wird heißes Thermalwasser über die Reifebecken mit dem Vulkanschlamm geleitet. Heilkräftige

Algen und Mikroorganismen können sich bilden. Dieser gereifte Fango wird auch »organisch« genannt.

Im deutschsprachigen Raum wird auf den Reifeprozess in der Regel verzichtet. Daher wird der Fango als »anorganisch« bezeichnet, Mineralien und Wärme machen hier den Heileffekt aus.

In der Regel wird er warm oder heiß in Form von Packungen, Umschlägen oder Bädern verabreicht.

Es ist die Kombination von Wärme und Heilstoffen aus Schlamm und Thermalwasser, der den Heilungsprozess anregt. Fango fördert die Durchblutung, lindert Schmerzen, entspannt die Muskulatur, stärkt das Immunsystem und beschleunigt den Stoffwechsel.

Aber Achtung: Heute wird vielfach aus Kostengründen, und weil es weniger Arbeit macht, eine Paraffin-Fango-Packung angewandt. Diese Packung hält die Wärme sehr gut, doch die gelösten Paraffine verhindern, dass die heilkräftigen Mineralien von der Haut aufgenommen werden. Diese Fangopackungen sind also nur noch Wärmeträger und somit für Beschwerden des Bewegungsapparates durchaus geeignet. Naturfangopackungen sind jedoch um einiges effektiver.

Moorpackungen und Moorbad

Eine ähnliche Wirkung wie die Fangobehandlung besitzt die Moorpackung bzw. das Moorbad. Bei der Moorpackung wird der gesamte Körper oder auch nur einzelne

Körperteile mit heißem Moor bestrichen. Das hat eine sehr entspannende, schmerzlindernde, durchblutungsfördernde und stoffwechselanregende Wirkung.

Sie können auch bei sich zuhause eine Moorpackung anwenden, im Handel gibt es Fertigmoorpackungen zu kaufen. Die Moorpackung bleibt dreißig bis sechzig Minuten auf dem Körper, danach wird geduscht und anschließend ausgiebig geruht. Die wertvollen Inhaltsstoffe werden wie beim Fango von der Haut resorbiert. Natürlich sollte es sich um unbehandeltes Naturmoor ohne Zusätze handeln. Wichtig ist auch, dass die heilkräftigen Huminsäuren noch vorhanden sind.

Auch Moorkompressen und -kissen können hilfreich sein. Sie sind nicht ganz so effektiv, aber dafür sauberer in der Anwendung.

Beim Moorbad wird Moor bzw. Badetorf (ohne Steinchen und Wurzelstücke) mit Wasser vermischt. Moorbäder besitzen den Vorteil, dass sie Wärme lange speichern und langsam an den Badenden abgeben. Je dickbreiiger das Bad ist, umso stärker ist der Effekt. Moorbäder, die man für Zuhause kaufen kann, sind dagegen eher dünnflüssig und nicht ganz so wirksam.

Das Moorbad wird auf ca. 40–46 °C erhitzt. Diese hohen Temperaturen kann man, anders als im Wasser, hier gut aushalten. Als Überwärmungsbad lässt es die Körpertemperatur um ein bis zwei Grad ansteigen. Die Heilwirkung machen die langanhaltende Wärme und die entzündungshemmenden Substanzen im Moor/Torf aus.

Moorbäder kommen vor allem bei Erkrankungen des Bewegungsapparates zur Anwendung. Aber auch das vegetative Nervensystem, der Stoffwechsel und das Immunsystem werden positiv durch das Moor beeinflusst.

Sandbad

In Kuranlagen werden Sandbäder für den ganzen Körper angeboten. Der Sand hat dabei eine Temperatur von mindestens 40 °C, besser gut 50 °C. Der heiße Sand wird in eine Wanne gefüllt und Sie legen sich auf ihn und werden anschließend vollständig mit Sand bedeckt, nur Brust und Kopf bleiben frei.

Auch beim heißen Sandbad kommt es zu einer Überwärmung des Körpers. Dadurch wird das Immunsystem stimuliert. Chronische Hauterkrankungen, Stoffwechselerkrankungen und Schmerzen im Bewegungsapparat und Nervensystem werden effektiv gelindert.

Die Wirkung beruht auf der Wärme plus der Reibung des Sandes und der Druckentlastung einzelner Körperpartien.

Teilsandbäder

Für die Anwendung zuhause eignen sich Teilsandbäder. Leiden Sie zum Beispiel unter Arthrose in den Fingergelenken, so besorgen Sie sich in einer Zoohandlung Vogel- oder Aquariumsand, der nicht scharfkantig sein darf. Im Handel sind auch spezielle lose Sandbäder für die Therapie zu erwerben. Füllen Sie den Sand in eine hitzebeständige Schüssel. Zur täglichen Anwendung erwärmen Sie den Sand fünfzehn bis zwanzig Minuten bei max. 100 °C im Backofen. Auch hier liegt die optimale Anwendungstemperatur bei 45-50 °C. Sie können auch die Mikrowelle zum Erhitzen nutzen (bei 800 W ca. 60-90 Sekunden). Tauchen Sie die Finger in den Sand und bewegen Sie sie langsam. Auch für die Füße sind Teilsandbäder bestens geeignet. Die Dauer der Anwendung liegt bei ungefähr einer halben Stunde.

Aber auch hier gilt: im Entzündungsschub keine warmen Anwendungen!

Salz und Sole

Meersalz enthält einen hohen Anteil für uns lebenswichtiger Mineralstoffe. Es entzieht dem Körper Schadstoffe und Schlacken, fördert die Durchblutung, regt das Immunsystem an und ist heilsam für die Haut.

Meersalz ist gesund, aber achten Sie beim Kauf auf die Farbe. Das natürliche Meersalz ist hellgrau, nicht weiß gebleicht. Es sollte von Hand geerntet und in der Sonne getrocknet worden sein. Am besten sie wählen ein ökologisches Produkt, denn auch Meersalze enthalten leider heutzutage oft Toxine. Zudem gibt es auch raffinierte Meersalze im Handel, die sind für die Therapie ungeeignet.

Steinsalz enthält zwar ebenfalls viele Mineralien und Spurenelemente, sie können aber von unserem Körper nicht aufgenommen werden (der gleiche Effekt wie beim Mineralwasser). Wie Kochsalz ist es für die Therapie nicht geeignet.

Kristallsalze, bzw. besser »kristallines Steinsalz«, findet man ebenfalls in manchen Salzbergwerken. Es ist oft violett, blau, rosa, gelb oder orange getönt. Die Elemente im kristallinen Steinsalz sind so klein, dass sie von der menschlichen Zelle gut aufgenommen werden können. Daher ist es sehr wertvoll für uns. Das sogenannte Himalaya-Kristallsalz aus Nordpakistan erfreut sich besonderer Beliebtheit. Es ist naturbelassen, also nicht chemisch behandelt und vor allem in Reformhäusern erhältlich. Kristallsalze sind teuer, da sie recht selten und die feinen Adern nur aufwändig abbaubar sind. Aber sie sind auch sehr ergiebig. Für die Arthrosebehandlung sind sie am besten geeignet.

Trockene Salzauflagen

Bei akuten Entzündungen im Gelenk haben sich kühle Auflagen mit Kristallsalz bewährt.

Warme Salzauflagen lindern degenerative Erkrankungen des Bewegungsapparates wie die Arthrose und auch Muskelverspannungen.

Die Säckchen für die Auflagen können Sie im Fachhandel erwerben Das trockene Salzsäckchen legen Sie für einige Minuten bei ca. 60 °C in den Backofen (möglichst nicht in die Mikrowelle), bis Sie die Temperatur als angenehm empfinden. Für kalte Anwendungen geben Sie das Säckchen in eine Plastiktüte und legen es dann für ein paar Stunden in den Kühlschrank (Anwendung ohne die Plastiktüte!).

Gut geeignet sind für die Behandlung der Arthrose warme Salzpackungen.
Erwärmen Sie 200 g Meersalz bei 80 °C im Backofen. Einen halben Zentimeter des warmen Salzes auf ein Tuch geben und zwanzig Minuten auf das schmerzende Gelenk legen. Danach das Salz nur leicht abstreifen, nicht abwaschen.

Sole

Unter Sole versteht man eine Salz-Wasser-Lösung (von Spätmittelhochdeutsch »sul« oder »sol«, was »Salzbrühe« beutet). Das in Wasser gelöste Kristallsalz steht dem menschlichen Organismus mit seiner Energie sofort zu Verfügung, es muss nicht verstoffwechselt werden.

Neben der Anwendung bei Gelenkerkrankungen wird Sole u. a. auch für die Behandlung von Hauterkrankungen, Atemwegserkrankungen, Verdauungsbeschwerden, Stoffwechselerkrankungen, Allergien, Immunschwäche, Nervosität und Schlafstörungen angewandt. Sie harmonisiert den Säure-Basen-Haushalt. Gerade bei chronischen Erkrankungen kann der Heileffekt jedoch durchaus einige Monate auf sich warten lassen. Hier ist also etwas Geduld gefragt.

Sie kennen vermutlich in erster Linie die Solebäder. Aber auch Sole-Inhalationen, Sole-Einreibungen, Sole-Umschläge und Trinkkuren kommen häufig zum Einsatz. Sole sollte möglichst nicht mit Metall oder Plastik in Berührung kommen, nutzen Sie lieber Behältnisse und Löffel aus Glas.

Herstellung einer 26-prozentigen Kristallsalz-Sole (gesättigte Salzlösung):

Füllen Sie ein Glas zu einem Drittel mit Kristallsalz und geben Sie dann Wasser hinzu. Warten Sie, bis sich die Salze aufgelöst haben, das kann ein paar Stunden dau-

ern. Das Wasser sollte vollständig mit Salz gesättigt sein. Das erkennen Sie daran, dass sich noch immer etwas ungelöstes Salz im Wasser befindet. Sie haben nun eine 26-prozentige Sole vorliegen.

Einreibungen mit einprozentiger Sole
Geben Sie 1 g Salz auf 100 ml Wasser. Reiben Sie die Solelösung in die Haut ein und lassen Sie sie trocknen.

Sie können sich auch ein **Arthrose-Öl** selbst herstellen.
Mischen Sie dafür hundert Milliliter Olivenöl mit drei Teelöffeln Kristallsole und geben Sie jeweils zwei Tropfen Cajeput, Eukalyptus citriodora, Rhododendron und Lavendel hinzu. Vor Gebrauch gut schütteln. Das Öl wird besser aufgenommen, wenn Sie die Haut vor der Verwendung leicht anfeuchten.

Auch Sole-*Umschläge* mit bis zu 10 %iger Konzentration (10 g Salz auf 100 ml Wasser bzw. 30 ml Sole auf 100 ml Wasser) können Sie gut bei Arthrose anwenden. Warme Salz-Umschläge bzw. -wickel helfen bei degenerativen Gelenkerkrankungen, aber auch bei Bauchschmerzen, Unterleibsschmerzen, Koliken und Krämpfen.

Bei akuten Entzündungen helfen **kalte Umschläge** besser. Machen Sie täglich für zwanzig bis dreißig Minuten einen kalten Umschlag mit konzentrierter Kristallsole. Den Umschlag nach der Erwärmung immer wieder erneuern.

Salzhandschuhe bei Arthrose in den Händen

Tauchen Sie wollene Fingerhandschuhe in zehnprozentige Solelösung. Wringen Sie die Handschuhe aus, ziehen Sie sie an und ziehen Sie darüber wollene Fausthandschuhe. Lassen Sie die Handschuhe über Nacht einwirken. Regelmäßig jede Nacht anwenden.

Bei Beschwerden in den Fußgelenken ziehen Sie sich nachts Salzsocken an.

Soleschlick

Empfehlenswert ist auch die Anwendung von Soleschlick bei Gelenkentzündungen.

Soleschlick entsteht am feuchten Boden von Salzstollen. Für die Anwendung am Menschen muss er aufbereitet werden, doch der Aufwand lohnt sich. Er enthält viele wertvolle Mineralien und Spurenelemente in einer Form, die der Körper verwerten kann. Er ist im Handel erhältlich.

Umschlag bei Gelenkentzündung

Soleschlick wird auch Peloid genannt. Reiben Sie den Schlick auf das Gelenk und wickeln Sie ein feuchtes Tuch darüber. Lassen Sie den Umschlag einige Stunden liegen, waschen Sie das Peloid ab und tragen Sie eine hautpflegende Creme auf.

Blutegel

Blutegelbehandlungen zeigen oft bei Arthrose eine verblüffend gute Wirkung. Falls Sie also keinen Ekel vor dem Tierchen haben und einen Therapeuten kennen, der sich gut mit dieser Form der Arthrosebehandlung auskennt, sollten Sie es auf jeden Fall probieren. Sie können auch einen Kurs absolvieren und sich selbst Egel anlegen. Die Anwendung ist nicht weiter schwierig.

Der Blutegel (Hirudo medicinalis) gehört zum Stamm der Ringelwürmer. Der Biss seiner drei Kieferleisten ist durchaus spürbar, aber nicht allzu schmerzhaft. Nach dem Biss ist manchmal ein Brennen oder Stechen zu fühlen, das aber nach kurzer Zeit vergeht.

Das Saugen des Egels dauert zwischen zwanzig Minuten und zwei Stunden, im Mittel ungefähr eine Dreiviertelstunde. Ist er satt, so lässt er sich fallen. Man darf ihn nie beim Saugvorgang abreißen, da so Wunden entstehen. Damit er überhaupt beißt, benötigt er Ruhe. Auch darf das Beißgebiet nicht nach irgendwelchen Substanzen wie Bodylotion oder Parfüm riechen. Wenn die Finger des Behandlers nach Zigaretten riechen, kann er sich ebenfalls weigern, zu beißen. Sollte ein Egel gar nicht zu motivieren sein, ist es zu empfehlen, mit der Blutlanzette ein paar kleine Einstiche in die Haut zu machen, um ihn mit Blut anzulocken. Das klappt fast immer.

Ein Blutegel saugt ca. fünfzehn Milliliter Blut. Durch die Wirkstoffe, die er in die Bisswunde gibt, blutet es jedoch viele Stunden nach (noch einmal zwanzig bis vierzig Milliliter Blut). Dieses Nachbluten ist für die Therapie ausgesprochen wichtig und darf nicht unterbrochen werden.

Durch den sanften Aderlass kommt es zu einer Verbesserung der Fließfähigkeit des Blutes und des Lymphabstroms.

Vor großer Bedeutung sind die Substanzen, die der Egel ins Blut abgibt.

Das Hirudin im Egelspeichel ist am besten erforscht. Seine Aufgabe ist es, eine schnelle, lokale Gerinnungshemmung zu erwirken. Neben der Hemmung der Blutgerinnung wirkt Hirudin antibiotisch, diuretisch und entkrampfend.

Calin hemmt ebenfalls die Blutgerinnung. Es ist für das lange Nachbluten verantwortlich.

Hyaluronidase fördert die Durchblutung. Vermutet wird auch eine antibiotische Wirkung.

Egeline wirken entzündungswidrig und haben ebenso Einfluss auf die Gerinnungshemmung.

Hemetin und Orgelase haben eine durchblutungsfördernde Wirkung und helfen bei der Auflösung von Blutgerinnseln.

Vermutlich wird auch eine Substanz zugeführt, die eine schmerzlindernde Wirkung besitzt. Viele der wahrscheinlich über zweihundert Substanzen, die der Egel mit seinem Speichel in die Wunde gibt, sind bisher nur im Ansatz erforscht. Allen gemeinsam scheint jedoch die entzündungswidrige und gerinnungshemmende Wirkung zu sein.

Aus diesem Wirkspektrum ergeben sich auch die modernen Anwendungsgebiete wie Arthrosen, Bandscheibenvorfälle, Gelenkentzündungen, Gicht, Hämatome, Muskelfaserriss, Narben und alte Verletzungen, Sehnen- und Sehnenscheidenentzündungen, Wundheilungsstörungen und Thrombosen.

Blutegel sollten nicht angewendet werden bei einer Allergie auf Hirudin, bei Gerinnungsstörungen, bei Medikamenteneinnahme, die die Blutgerinnung herabsetzen wie Marcumar, bei immunsupprimierten Patienten, bei ausgeprägter Anämie (Blutarmut), bei Hauterkrankungen am Applikationsort und bei der arteriellen Verschlusskrankheit.

Häufige Nebenwirkung ist eine Rötung mit Schwellung und Juckreiz um die Bissstelle wie beim Mückenstich. Es können auch Blutergüsse auftreten. Eventuell auftretende punktförmige Vernarbungen sind nach kurzer Zeit nicht mehr sichtbar. Selten kommt es zu Kreislaufreaktionen. Wundinfektionen sind so gut wie ausgeschlossen, wenn man hygienische Grundregeln beachtet.

Der Gesetzgeber sieht vor, dass jeder Egel nur einmal angesetzt werden darf, um eine Übertragung von Infektionskrankheiten auszuschließen. Danach muss der Egel getötet werden. Einfrieren wirkt bei den wechselwarmen Tieren rasch und schmerzfrei tödlich. Die großen Egelzuchtfarmen wie in Biebertal nehmen Egel auch zurück und setzen sie in ihren »Rentnerteich«. Ein Aussetzen der Egel ist offiziell verboten.

Sollten Sie sich selbst Blutegel ansetzen wollen, sollten Sie darauf achten, dass Sie die Tiere nur bei seriösen Farmen im Internet bestellen. Zu nennen sind hier vor allem Fa. Zaug im hessischen Biebertal und die Futura Egel Zucht in Potsdam. Beide Firmen bieten auch Seminare an. Auch viele Apotheken können Ihnen Blutegel aus seriöser Zucht besorgen. Fragen Sie aber nach, wo die Egel herkommen.

Pro Behandlung werden je nach Konstitution, Indikation und Applikationsort in der Regel zwischen zwei und zehn Blutegel angesetzt. Für eine Gelenkbehandlung reichen in der Regel ein bis drei Egel. Die Nachblutung wird mit einem saugfähigen Verband versorgt, gut funktioniert auch eine Babywindel. Legen Sie keinen Druckverband an, die Wunde muss nachbluten, das macht eine ihrer heilsamen Wirkungen aus. Nach ca. einer Woche kann die Stelle wieder normal gewaschen werden. Dann ist auch eine eventuelle zweite Behandlung möglich.

Sollten Sie sich selbst Blutegel anlegen wollen, ist es ratsam, die praktische Anwendung in einem Seminar zu erlernen.

Heilpilze

In der Traditionellen Chinesischen Medizin (TCM) werden Heil- bzw. Vitalpilze schon seit Hunderten von Jahren erfolgreich eingesetzt. Bei uns ist die Mykotherapie (Therapie mit Pilzen) noch weniger bekannt.

Vitalpilze regulieren Ungleichgewichte im Organismus. Sie sind sowohl zur Vorbeugung als auch im Krankheitsfall einsetzbar. Dabei sind sie nahezu nebenwirkungsfrei. Wie bei der Homöopathie kann es Erstreaktionen wie Blähungen, Stuhlveränderungen und Hautunreinheiten geben. Sie sind ein Zeichen für eine Entgiftungsreaktion.

Heilpilze werden in Form von Pilzpulver und Pilzextrakten angeboten. Pulver wird vor allem bei therapiebegleitenden Maßnahmen und zur Vorbeugung eingesetzt. Pilzextrakte sind hochkonzentriert und werden auch bei schwereren Erkrankungen verwendet. Da der Herstellungsvorgang recht aufwändig ist, sind sie nicht ganz preiswert. Oftmals werden Pulver und Extrakte in einer Kapsel kombiniert. Auch werden manchmal zwei gut zusammenpassende Pilze in einer Kapsel angeboten.

Von großer Bedeutung ist, dass Sie auf hohe Qualität achten. Analysen auf Schwermetalle, Pestizide und mikrobiologische Verunreinigungen sollten von in Deutschland akkreditieren Laboren durchgeführt worden sein. Im Internet kann man oft Billigprodukte aus Asien finden, die nur wenig Vitalstoffe enthalten und auch nicht vom ganzen Pilz stammen.

Bei chronischen Erkrankungen kann es schon einmal vier bis sechs Wochen dauern, bis Sie deutliche Effekte verspüren. In der Regel dauert eine Therapie drei bis sechs Monate. Wichtig ist, dass Sie den Pilz nach der ersten Besserung nicht sofort absetzen. Der Gesundheitszustand stabilisiert sich nur, wenn Sie ihn noch ein paar Wochen weiternehmen.

Eine kostenlose Beratung erhalten Sie beim führenden Hersteller von Vitalpilzen in Deutschland https://www.heilenmitpilzen.de/.

Bei Arthrose hat sich besonders der **Shiitake** sehr bewährt.
Der asiatische Speisepilz Shiitake enthält sehr viele Biovitalstoffe. Er reduziert Entzündungen, lindert Schmerzen und macht das Gelenk somit auch wieder beweglicher. Zudem besitzt der Pilz antivirale und anti-tumorale Eigenschaften und senkt den Cholesterinspiegel.

Ganz vereinzelt können Hautrötungen auftreten, die eine Unverträglichkeit anzeigen. Dann sollten Sie den Pilz nicht weiter einnehmen.

Enzymtherapie

Zahlreiche Studien haben gezeigt, dass die Enzymtherapie oft genauso gut hilft wie chemische Schmerzmedikamenten, oft sogar besser. Und das ohne Nebenwirkungen.

Enzyme sind stark entzündungswidrig und wirken gleichzeitig schmerzstillend und abschwellend. Sie können also auch bei der aktivierten Arthrose hervorragend genutzt werden. Mit ihrer Hilfe können Sie sehr wahrscheinlich Ihre Schmerzmedikamente senken, im besten Fall sogar absetzen.

Enzyme wirken im menschlichen Organismus regulierend auf alle Bereiche des Körpers ein und befähigen ihn auch dazu, sich selbst zu heilen. Ohne Enzyme könnten wir nicht leben. Sie steuern sämtliche biochemischen Vorgänge, beschleunigen und hemmen einzelne Stoffwechselvorgänge. Um ihre Arbeit effizient zu erledigen, benötigen sie die Vitamine A, B, C, E und K sowie Mineralien und Spurenelemente.

Bei der Enzymtherapie werden pflanzliche Enzyme wie Bromelain (aus der Ananas) und Papain (aus der Papaya) und Enzyme tierischen Ursprungs wie Trypsin (aus der Bauchspeicheldrüse von Schweinen) und Pankreatin (aus der Bauchspeicheldrüse von Schweinen und Rindern) eingesetzt. Dabei ist die **Kombination pflanzlicher und tierischer Enzyme** für die Wirksamkeit ausschlaggebend. Dabei sollten Sie berücksichtigen, dass manche Medikamente wie Aspirin die Enzymtätigkeit hindern. Da Enzyme die Blutgerinnung hemmen, sollten Menschen, die blutverdünnende Medikamente einnehmen, auf eine Therapie verzichten.

Enzympräparate können Sie in der Apotheke erwerben. Zu den Bekanntesten gehören sicher Wobenzym® und Karazym®, beides sind Kombinationspräparate und damit für die Therapie der Arthrose gut geeignet.

Farbtherapie

Farben und Licht beeinflussen jeden Tag unsere Psyche und unseren Körper. Farben werden vom Gehirn wahrgenommen und zwar nicht nur über das Auge, sondern auch über Hautrezeptoren. Auch viele Blinde können Farben erkennen. Licht hat eine grundlegende Bedeutung für unser Wohlbefinden und unsere Gesundheit. Unser Tageslicht ist weiß. Es ist zusammengesetzt aus Lichtstrahlen unterschiedlicher Wellenlänge. Farben sind verschiedene Formen des weißen Lichts. Wenn man einen Sonnenstrahl mit Hilfe eines Prismas bricht, erhält man die sieben Spektralfarben: Rot, Orange, Gelb, Grün, Blau, Indigo und Violett.

Diese sieben Farbstrahlen aus dem Sonnenspektrum (die Farben des Regenbogens) tragen spezifische Energien in sich, die sich auf unseren Organismus und unsere Psyche heilsam auswirken. Farben sind Übermittler energetischer Informationen. Die Farbtherapie greift harmonisierend ein, wenn es Unregelmäßigkeiten in den energetischen Schwingungsverhältnissen einer Zelle gibt.

Zu den heißen, tonischen Farben zählen: Rot, Orange und Gelb. Zu den kalten, atonischen Farben werden Blau, Indigo und Violett gezählt. Neutral verhält sich Grün.

Jede Farbe soll einen bestimmten Bereich aktivieren oder hemmen, das heißt, jede Farbe besitzt eine ganz bestimmte therapeutische Wirkung.

Bei akuten Erkrankungen sollten Sie schnell eine Wirkung verspüren. Chronische Erkrankungen benötigen länger, bis sich gute Ergebnisse zeigen.

Rot

Rot steht für Lebenskraft, Aktivität, Energie und Wärme.

Wenn Sie sich Rot aussetzen, werden Sie feststellen, dass Blutdruck und Herzfrequenz steigen und Sie schneller atmen. Rot fördert die Durchblutung und erweitert die Gefäße. Die Farbe ist für die Arthrosebehandlung gut geeignet (nicht im Entzündungsschub).

Orange

Orange ist eine Mischung aus Rot und Gelb. Sie symbolisiert Vitalität, Wärme, Heiterkeit und Lebensfreude.

Orange wirkt befreiend. Daher ist diese Farbe Asthmatikern oder Menschen mit Herzerkrankungen und Atemnot zu empfehlen. Sie regt zudem den Stoffwechsel, die Nieren- und Gallenfunktion und die Darmtätigkeit an.

Gelb

Gelb symbolisiert den Intellekt und das Denkvermögen.

Gelb aktiviert die Drüsenfunktion, stärkt die Leber und regt die Darmtätigkeit an.

Grün

Grün ist eine recht neutrale Farbe. Sie ist die Farbe der Natur und der Vegetation. Sie symbolisiert Wachstum und Neubeginn.

Grün beruhigt die Nerven, vermittelt Ruhe und Erholung. Wenn Sie nervös, unruhig, ängstlich und erschöpft sind und unter Schlafstörungen leiden, sollten Sie sich dieser Farbe aussetzen. Aber auch bei entzündlichen Gelenkerkrankungen ist Grün zu empfehlen.

Blau

Blau ist die Farbe für Ruhe, Frieden, Entspannung und Gelassenheit.

Blau wirkt beruhigend, besänftigend und kühlend. Die Farbe lindert Schmerzen und Entzündungen und ist daher hervorragend bei Arthrose einsetzbar. Blau senkt den Blutdruck und die Herzfrequenz.

Indigo

Indigo entsteht aus der Verschmelzung aller übrigen sechs Farben.

Die Wirkung dieser Farbe ist vielfältig. Sie schenkt Ausgeglichenheit, Gelassenheit und Friedfertigkeit.

Violett

Diese Farbe ist eine Mischung aus Rot und Blau. Ein helles Violett wird auch als Lila bezeichnet. Violett steht für Hingabe, Idealismus und Verwandlung.

Violett wirkt stark beruhigend und entspannend und fördert die Schlafbereitschaft.

Farblampen

Sehr effektiv für die Behandlung sind Farblampen. Sie können eine Farblampe selbst herstellen, indem Sie

Glasscheiben und Folien benutzen oder eine Farblampe mit einem Farbfiltersatz aus dem Handel erwerben (wirken oft besser). Sie setzen sich in einem Abstand von vierzig bis sechzig Zentimetern vor die Lampe. Die Farbe ist das Ausschlaggebende, die Wärme der Lampe muss nicht unbedingt gefühlt werden, es sei denn, Sie empfinden die Wärme als angenehm.

Es gibt keine Nebenwirkungen und auch eine Daueranwendung ist unschädlich. Die Bestrahlungszeit liegt zwischen fünfzehn und dreißig Minuten, wer länger möchte, darf dies gern tun. Drei Bestrahlungen täglich wären in der Regel optimal. Nach sechzehn Uhr sollten Sie jedoch keine heißen Farben mehr anwenden, da es zu Schlafstörungen kommen kann.

Arthrosebehandlung mit Farbe
Farben: Rot und Blau im täglichen Wechsel.
Bestrahlen Sie am ersten Tag zwei- bis dreimal täglich 15 bis 20 Minuten mit Blau, am nächsten Tag zwei- bis dreimal täglich 15 bis 20 Minuten mit Rot und so weiter.

Bei Gelenkentzündungen hat sich auch Grün bewährt. Hier würde man im täglichen Wechsel Blau und Grün verwenden.

Hildegard von Bingen

Hildegard von Bingen, die berühmte Benediktineräbtissin aus dem 12. Jahrhundert, war eine große Heilkundige. Sie empfiehlt bei rheumatischen Erkrankungen das Selleriesamenpulver.

»Wer von Rheuma geplagt wird, sodass sein Mund sich zusammenzieht und verzerrt und seine Glieder zittern (Parkinson) sowie auch an anderen Gliedern gekrümmt wird (Arthrose, Arthritis), der pulverisiere Selleriesamen, Weinraute, Muskatnuss, Steinbrech und Gewürznelken. (...) Aber wer von Rheuma geplagt wird, wenn er dieses Pulver oft gegessen hat, jeder vertreibt das Rheuma von sich, damit er nicht Schaden nehme.« (Hildegard von Bingen aus der Physica; zitiert nach Hertzka & Strehlow 2003)

Rezept: *Selleriesamenpulver bei Rheuma, Schmerzen ganz allgemein, Arthrose und Arthritis und Parkinson*
- *60 g Selleriesamenpulver*
- *20 g Weinrautepulver*
- *15 g Muskatnusspulver*
- *10 g Gewürznelkenpulver*
- *5 g Steinbrechkrautpulver*

(Hertzka & Strehlow, 2003)
Alles wird gut miteinander vermischt, dann luftdicht, kühl und dunkel gelagert. Einmal täglich einen Teelöffel dieser Mischung auf Brot mit Quittenmarmelade geben und kräftig durchkauen. Bei starken Schmerzen kann

die Dosis auf drei Teelöffel erhöht werden. Nach sieben bis zehn Tagen sollte eine deutliche Besserung eintreten. Diese Kur für mindestens sechs bis acht Wochen weiterführen (bei Parkinson drei bis sechs Monate).

Das Selleriesamenpulver ist bekannt dafür, Schmerzen rasch zu beseitigen. Zudem wird der Körper entgiftet. Hildegard empfahl auch, dass »Rheumatiker« in der Quittenzeit reichlich dieser Früchte essen und in der anderen Zeit oft Quittenmarmelade und Quittenbrot verzehren.

Hausmittel

Viele Mittel, die wir im Haus haben oder leicht im Su-permarkt oder in der Drogerie besorgen können, sind ebenfalls ausgezeichnet geeignet, um eine Arthrose zu behandeln. Das Wissen über Hausmittel wurde über Jahrzehnte und Jahrhunderte immer an die nächste Generation weitergegeben. Bei manchen weiß man heute, dass sie wirkungslos sind. Aber viele andere be-währen sich weiterhin jeden Tag. Auflagen mit Quark, Heilerde und Kohl sind besonders bei Arthrose zu emp-fehlen.

Speisequark

Quark wirkt entzündungshemmend, kühlend und schmerzlindernd und ist daher gut geeignet für rote, heiße Gelenksentzündungen.

Quarkauflagen bei aktivierter Arthrose

Quark sollte Zimmertemperatur haben und nicht direkt aus dem Kühlschrank kommen. Streichen Sie Mager-quark auf das dünne Innentuch, es kann auch ein Pa-piertaschentuch sein. Dann legen Sie die Ränder darü-ber, fixieren das Paket eventuell mit Klebestreifen und legen es auf. Darüber kommen Zwischen- und Außen-tuch. Der Wickel muss abgenommen werden, wenn der Quark trocken ist (nach ein bis zwei Stunden). Sollte die Haut unter dem Wickel kalt werden, den Wickel so-fort entfernen. In der akuten Phase kann der Quarkwi-

ckel zweimal täglich angewandt werden. *Sollten Sie nur Sahnequark im Haus haben, kein Problem, der tut es auch. Sie können dem Quark auch passende ätherische Öle beifügen, um die Wirkung zu verstärken.*

Heilerde
Heilerde hat sich bewährt bei Gelenksentzündungen, Verstauchungen und Prellungen. Der Lehm mit seinen vielen Mineralien wirkt kühlend, schmerzlindernd und entzündungshemmend.

Heilerdeauflage
Verrühren Sie Heilerde mit ein wenig Wasser und eventuell ein wenig Apfelessig zu einem streichfähigen Brei. Diesen Brei streichen Sie nun auf Gaze oder ein feines Tuch auf und legen die Ränder darüber. Zwischen Haut und Lehm darf sich nur sehr feine Gaze befinden. Darüber kommt das Zwischentuch. Nach dem Entfernen reinigen Sie die Haut mit lauwarmem Wasser und trocknen sie sorgfältig ab.

Kohl
Kohl mit seiner desinfizierenden und schmerzlindernden Wirkung hat ein breites Anwendungsspektrum. Gelenkschmerzen, Quetschungen, Insektenstiche, Bronchitis, Abszesse und schlecht heilende geschwürige Wunden sprechen gut auf Kohlwickel an. Manchmal bringt Kohl zunächst eine kurzfristige Verschlimmerung, die aber

bald vergeht. In erster Linie sind Wirsing und Weißkohl für die medizinische Anwendung geeignet.

Kohlauflage

Schneiden Sie die Mittelrippe aus den gewaschenen Blättern. Suchen Sie die grünsten und saftigsten Blätter aus. Dann legen Sie die Blätter auf ein Tablett und quetschen sie mit einer Flasche bis Saft austritt. Eine Teigrolle ist nicht so geeignet, weil sie den Kohlsaft aufsaugt. Anschließend platzieren Sie die nun stark riechenden Blätter dachziegelartig auf das kranke Gelenk und wickeln es mit einem Schutztuch ein. Nach dem Abnehmen des Wickels waschen Sie die Haut mit lauwarmem Wasser ab, damit die Haut nicht zu sehr gereizt wird. Sie können Sie zusätzlich auch mit Johanniskrautöl einreiben. Ein Kohlwickel kann mal über Nacht liegen bleiben, in der Regel sind aber ein bis zwei Wickel am Tag, die man jeweils ein bis zwei Stunden liegen lässt, ausreichend. Wenn die Schmerzen gebessert sind, setzen Sie die Kohlwickel nicht sofort ab, sondern schleichen sie langsam aus. Auf offenen Wunden dürfen Kohlwickel nicht angelegt werden.

Weitere Methoden

Bei folgenden Methoden und Techniken ist es sinnvoll, einen Kurs zu belegen, um die Techniken unter fachkundiger Leitung zu erlernen.

Feldenkrais

Die Feldenkraismethode wurde nach dem Wissenschaftler und Pädagogen Moshe Feldenkrais (1904-1984) benannt. Mit dieser Methode können Sie Ihre Haltung, Koordination, Beweglichkeit und Geschmeidigkeit verbessern und Ihre Schmerzen deutlich reduzieren. Dabei ist sie kein Sport, keine Dehnungstechnik, keine Entspannungsmethode und keine Gymnastikübung. Es geht mehr darum, ineffiziente Bewegungs- und Reaktionsmuster bewusst zu machen und durch effiziente Bewegungen zu ersetzen. Dazu ist es notwendig, Bewegungen mit Bewusstheit auszuführen.

Werden Bewegungen über Jahre und Jahrzehnte immer auf die gleiche Weise und in einem eingeschränkten Rahmen ausgeführt, kommt es zu Gelenküberlastungen und als Folge davon zu Verschleißerscheinungen. Stellen sich Schmerzen ein, werden die Bewegungen weiter eingeschränkt, was zu weiteren Überlastungsproblemen führt. Vielleicht lassen Sie sich nun operieren und eine Zeit lang ist alles gut. Aber bleiben die Bewegungen weiterhin gleich, könnte es erneut Probleme geben.

Ziel der Feldenkraismethode ist es, Ihr Gehirn eine möglichst effiziente und mühelose Bewegungsorganisation entdecken zu lassen. Die Bewegungen, die im Feldenkrais gemacht werden, sind klein, langsam, leicht auszuführen und angenehm. Durch kleine Variationen in der Bewegung werden neue Bewegungsmöglichkeiten erfahren und gelernt. Sie lernen, Ihren Körper zu spüren und auf ihn zu hören. Positive Emotionen erhöhen den Effekt. Sie können die Methode in einer Gruppe erlernen, aber auch Einzelstunden bei einem Feldenkraistherapeuten in Anspruch nehmen. Feldenkrais ist für jede Altersgruppe, unabhängig vom Fitnesszustand, geeignet.

Akupressur

Anders als bei der Akupunktur werden bei der Akupressur spezifische Punkte mittels Fingerdruck stimuliert und somit ein therapeutischer Reiz gesetzt. Ziel ist es, das sogenannte Qi, das in Meridianen (Leitbahnen) durch den Körper fließt, zu harmonisieren. Eine Störung in den Leitbahnen führt zu einer Behinderung des Qi-Flusses und zu Krankheit.

Studien haben gezeigt, dass die Akupressur oftmals der Standardtherapie bei Arthrose gleichwertig, bei der Kniegelenksarthrose sogar überlegen ist. Für eine Akupunkturbehandlung benötigen Sie einen erfahrenen und gut ausgebildeten Therapeuten. Die Akupressur können Sie auch selbst durchführen.

Die Akupressur ist leicht zu erlernen und umzusetzen. Kontraindikationen gibt es praktisch keine. Jeder Punkt wird eine halbe bis eine Minute mit dem Finger unter leichtem Druck mit kreisenden Bewegungen stimuliert. Bei Arthrose sollte die Behandlung mindestens einmal täglich durchgeführt werden. Um die Technik zu erlernen und die Punkte sicher zu identifizieren, ist es sinnvoll einen Kurs zu absolvieren. Sie können sich jedoch auch ein gutes Buch zulegen und das Verfahren erst einmal selbst ausprobieren.

Als hilfreich haben sich auch die sogenannten **Akupunkturpflaster** erwiesen. Dies sind kleine, meist gitterförmige Pflaster, die auf die Schmerzpunkte oder auch auf bestimmte Akupressurpunkte geklebt werden. Oftmals zeigen die Pflaster sogar an, wohin sie geklebt werden möchten. Dafür klebt man eine kleine Ecke auf den Finger und führt das Pflaster dicht über die Haut. Dort, wo es abknickt bzw. von Körper angezogen wird, dort bringt man es an.

Bewegung

Natürlich, das wissen Sie selbst, müssen die kranken Gelenke in Bewegung bleiben. Besonders bewährt haben sich Schwimmen, Fahrradfahren, Wandern und

(Nordic) Walking, also Sportarten mit gleichmäßigen, sanften Bewegungsabläufen. Gerade beim Nordic Walking sollten Sie jedoch einen Kurs absolvieren, denn man kann hier viel falsch machen, was die Gelenke wiederum unnötig belasten würde. Ein korrekt ausgeführtes Nordic Walking ist dagegen sehr empfehlenswert.

Auch ein gesundheitsorientiertes Krafttraining kann sehr sinnvoll sein. Starke Muskeln entlasten die Gelenke. Auch hier benötigen Sie speziell ausgebildete Trainer. Eine normale »Mucki-Bude« wäre sicher der falsche Weg. Zudem wird beim Sport idealerweise eventuell vorhandenes Übergewicht abgebaut. Auch darüber freuen sich die Gelenke.

Chronischer Schmerz und die Kraft der Inneren Bilder

Ihre Arthrose macht Schmerzen, chronische Schmerzen, die oft sehr quälend sein können und Ihre Bewegungen beeinträchtigen. Aber wie kommt es überhaupt zu Schmerzen und wie entwickeln sich chronische Schmerzen?

Es wird zwischen akutem und chronischem Schmerz unterschieden.

Der **akute Schmerz** ist in der Regel ein Warnsignal. Verbrennen wir uns gerade die Finger an der heißen Herdplatte, reagieren wir blitzschnell. Akuter Schmerz hat also eine Warn- und Schutzfunktion. Er soll den Körper vor weiterer Schädigung bewahren. Für den akuten Schmerz hat die moderne Medizin sehr wirksame Behandlungsmethoden.

Ganz anders sieht es bei **chronischem Schmerz** aus. Natürlich, Sie leiden unter Arthrose, und das ist die Ursache für die Schmerzen. Aber oft ist der Körper nicht in dem Ausmaß geschädigt, wie es sich für den Patienten anfühlt. Auch gibt es Menschen, deren Gelenk fast zerstört ist und die dennoch kaum Schmerzen haben. Bei anderen Menschen zeigen die Röntgenbilder nur eine leichte Arthrose und trotzdem leiden sie unter heftigen Schmerzen. Daher kann man sagen, dass eine rein körperliche Behandlung fast immer zu kurz greift.

Die spezifische Art des Schmerzes und der Ort, an dem er im Körper auftritt, haben für die Behandlung chronischer Schmerzen daher gar keine so große Bedeutung, wie Sie vielleicht annehmen. Schmerzen werden im Gehirn verarbeitet und sind daher mentalen Techniken zugänglich. Am komplexen Geschehen der Schmerzwahrnehmung und der Schmerzverarbeitung ist das gesamte Gehirn beteiligt. Im Grunde ist chronischer Schmerz eine eigene Krankheit, deren Sitz im Gehirn ist.

Die Schmerzwahrnehmung ist wie eine Erinnerung in unserem Gedächtnis gespeichert. Man spricht auch vom **Schmerzgedächtnis**. Das Fatale ist, dass sich mit der Zeit das Schmerzgedächtnis immer mehr ausprägt. Schon geringe Reize können dann Schmerzen auslösen bzw. verstärken.

Wenn sich aus akuten Schmerzen chronische entwickeln, stellt die **Neuroplastizität** einen wichtigen Faktor dar. Neuroplastizität bedeutet, dass das Gehirn bis ins hohe Alter formbar bleibt. Synapsen (Nervenverbindungen), Nervenzellen und ganze Hirnareale können sich anpassen und verändern, je nachdem, wie man sie verwendet. An sich ist dies etwas sehr Gutes und Sinnvolles. In Bezug auf die Entwicklung von Schmerzen nennt der Psychiater und Wissenschaftsautor Norman Doidge dies jedoch »Die dunkle Seite der Neuroplastizität«. Die Neuroplastizität wird hier zum Fluch.

Durch die Wiederholung von Schmerzreizen werden Nervenzellen verbunden, die zusammen immer schnellere, stärkere und schärfere Signale senden. So werden sie zunehmend empfindlicher, so dass Schmerzen immer leichter ausgelöst werden können. Manchmal reichen winzig kleine Reizungen des Nervs. Oft dauern Schmerzen dann auch länger an und weiten sich aus.

Solche Strukturveränderungen im Gehirn können jedoch auch wieder rückgängig gemacht werden. Hier setzen die **mentalen Techniken** an. Da das Unterbewusstsein bzw. das Unbewusste in Bildern denkt, haben sich besonders die verschiedenen Imaginationsverfahren sehr bewährt.

Imaginationstherapie

Bilder sind die Sprache des Unbewussten. Schon Aristoteles sagte: »Die Seele denkt nie ohne Bild«. Das mentale Training mit Hilfe der Kraft innerer Bilder setzen, neben Kranken, vor allem Sportler, Musiker und kreative Menschen ein. Schritt für Schritt gehen zum Beispiel Sportler Wettkampfsituationen durch und die Erfahrung zeigt, dass das mentale Training dem echten Training fast gleichwertig ist. Es ist sogar möglich, durch bloße Visualisierung Muskelkraft zu stärken, ohne den Muskel jemals wirklich benutzt zu haben.

In unserem Gehirn schwingen die Hirnwellen in verschiedenem Rhythmus. Im hellwachen Zustand schwingen die Beta-Wellen in einer Frequenz von 13 bis 30 Hertz. In leicht entspanntem Zustand lassen sich Alpha-

Wellen mit einer Frequenz von 8 bis 13 Hertz erfassen. Im Traum erzeugt das Gehirn vor allem Theta-Wellen mit einer Frequenz von 4 bis 8 Hertz. Sie sind besonders geeignet, um innere Bilder zu erleben und mit ihnen zu arbeiten. Aber auch Alpha-Wellen können für die Vorstellungsarbeit sehr gut genutzt werden. In dieser tiefen Entspannung kann man das Bewusstsein umgehen und direkt auf das Unbewusste Einfluss nehmen. Wichtig ist auch noch zu wissen: Das Gehirn unterscheidet nicht zwischen Realität und Fiktion. Nur deshalb kann die Vorstellungsarbeit so gut funktionieren.

Um mit inneren Bildern auf Körperprozesse und besonders auf Ihre Arthrose einwirken zu können, müssen Sie eine Entspannungstechnik erlernen. Welche Sie nutzen, ist ganz gleichgültig. Sie können Progressive Muskelentspannung, Autogenes Training, verschiedene Meditationsformen oder Selbsthypnose erlernen. All diese Verfahren sind dafür geeignet, leichte Trancezustände zu entwickeln. Während Sie anfangs vielleicht noch eine halbe Stunde benötigen, um in den sogenannten Alpha-Zustand zu gehen, wird es später immer schneller gehen, vielleicht sogar nur noch wenige Minuten brauchen. Erst dann beginnt die Arbeit mit den inneren Bildern.

Auch diese inneren Bilder können ganz unterschiedlich sein. Vielleicht stellen Sie sich vor, dass Sie Ihr krankes Gelenk auseinandernehmen, Knorpelmasse aufbauen und Wucherungen abfräsen. Oder Sie kreieren kleine, gefräßige Krokodile, die schädliches Material im Gelenk auffressen, während Zwerge das Gelenk so bearbeiten, dass es wieder heil und gesund ist. Oder Sie lernen durch Vorstellungsarbeit Ihre Schmerzen zu kontrollieren. Als Verstärker wirken starke positive Emotionen während der Imagination.

Sie können die Techniken aus guten Büchern lernen. Besser ist es jedoch, gerade, wenn Sie keine Erfahrung mit Entspannungstechniken haben, einen Kurs zu belegen und ein paar Stunden in einen Imaginations- oder Hypnosetherapeuten zu investieren. Um Ihr Gehirn umzustrukturieren, müssen Sie jedoch dranbleiben und jeden Tag etwa eine halbe Stunde für Ihre Vorstellungsarbeit reservieren.

Kombinieren Sie mentale Techniken mit naturheilkundlichen Verfahren und durchaus auch mit der Schulmedizin. So werden Sie Ihre Arthrose und vor allem die damit verbundenen Schmerzen nach und nach in den Griff bekommen und wieder beweglicher werden. Imaginationsverfahren und andere Mentaltechniken sind keine reine Symptomenbekämpfung, sondern setzen an der Ursache an.

Vom schulmedizinischen Standpunkt aus betrachtet, ist Arthrose nicht heilbar. So sagt es die Statistik. Sie sind aber keine Statistik. Zum einen muss eine Arthrose nicht zwangsläufig schmerzen, egal, wie schlimm das Röntgenbild aussieht. Und zum anderen – haben Sie schon von Spontanheilungen gehört? Tausende von

Menschen haben sich von lebensbedrohlichen, austherapierten Krankheiten selbst geheilt. Viele dieser Menschen nutzten die Kraft der inneren Bilder, allein oder in Kombination mit anderen Heilverfahren.

Nachwort

Sie haben in diesem kleinen Buch eine Übersicht über eine Vielzahl von sanften Behandlungsmöglichkeiten erhalten, die Sie zum größten Teil zuhause selbst anwenden können. Bei einigen Therapieformen ist ein Seminar oder ein Kurs sinnvoll, um die Technik zu erlernen. Aber auch dies ist ohne großen Aufwand rasch machbar. Übernehmen Sie Verantwortung für sich und tun Sie sich Gutes. Bei den Rezepten in diesem Buch wurde darauf geachtet, dass sie alltagstauglich und direkt anwendbar sind. Sie regen die Selbstheilungskräfte Ihres Körpers an, lindern Ihre Schmerzen und verbessern die Beweglichkeit Ihrer Gelenke.

Aber natürlich ist auch die Naturheilkunde nicht gänzlich ohne Nebenwirkungen. Halten Sie sich daher an die angegebenen Dosierungen und hören Sie auf Ihren Körper. »Viel hilft viel« ist selten sinnvoll. Verwenden Sie »so wenig wie möglich, aber so viel wie nötig«. Sie sind ein Individuum. Welche Dosierung für Sie passend ist, können letztendlich nur Sie selbst herausfinden. Das gilt auch für die Therapieform. Der eine Mensch reagiert wunderbar auf Heilpflanzen, der andere auf Homöopathie und der nächste kommt mit Salzanwendungen hervorragend zurecht. Viele Patienten profitieren besonders von Kombinationen aus zwei oder drei Therapieformen. Haben Sie einen Arzt, der offen für naturheilkundliche Anwendungen ist, besprechen Sie ruhig mit ihm Ihre Maßnahmen. Oftmals können schulmedizinische Medikamente mit ihren vielen und oft unangenehmen Nebenwirkungen in der Dosierung gesenkt oder gar abgesetzt werden.

Ich wünsche Ihnen eine schmerzfreie und bewegliche Zeit!

Literaturliste zum Buch

Alman, Brian M. und Lambrou, Peter T.: Selbsthypnose. Ein Handbuch zur Selbsttherapie (2009).

Aufderklamm, Markus: Feldenkrais: Fitness für Körper und Geist (2015).

Bachmann, Sandra und Längler, Alfred: Hausmittel in der modernen Medizin (2005).

Bäumler, Siegfried: Heilpflanzenpraxis Heute (2007).

Bichsel, Barbara und Brönnimann, Julia: Gemmotherapie. Die Kraft der Knospen (2016).

Blumrich, Beate: Geführte Selbsthypnose (2017).

Bühring, Ursel: Praxis-Lehrbuch der modernen Heilpflanzenkunde (2005).

Campana, Mario: Heilung durch Licht und Farben (2000).

Catty, Suzanne: Hydrosols. The Next Aromatherapy (2001).

Derra, Claus und Schilling, Corinna: Achtsamkeit und Schmerz (2017).

Dispenza, Joe: Du bist das Placebo (2015).

Dobos, Gustav und Paul, Anna (Hrsg.): Mind-Body-Medizin (2011).

Doidge, Norman: Wie das Gehirn heilt. Neueste Erkenntnisse aus der Neurowissenschaft (2015).

Hulke, Waltraud Maria: Das Farben Heilbuch (2000).

Kleindienst-John, Ingrid: Hydrolate. Sanfte Heilkräfte aus Pflanzenwasser (2012).

Köhler, Gerhard: Lehrbuch der Homöopathie Band I und II (1994).

Koll, Kathrin, Keim, Ulrike und Wagner-Bertram, Angelika: Gemmotherapie (2015).

Philipps, Maggie: Chronische Schmerzen behutsam überwinden (2013).

Sahler, Andrea Maria: Homöopathische Komplexmittel (2003).

Stern, Cornelia: Die Heilkraft der Pflanzenknospen (2015).

Strehlow, Wighard: Hildegard-Heilkunde von A-Z (2000).

Thüler, Maya: Wohltuende Wickel (1990).

Uehleke, Bernhard und Hentschel, Hans-Dieter: Gesund leben mit Kneipp (1999).

Wabner, Dietrich und Beier, Christiane (Hrsg.): Aromatherapie (2009).

Wagner, Hans: Sanfte Hilfe durch Wickel & Umschläge (1999).

Windisch, Ursula: Stell dir vor, du bist gesund (2006).

Wurm-Fenkl und Fischer, Doris: Richtig kneippen (2001).

Zimmermann, Gabriele: Heilen mit Wasser und Salz (2011).

Über die Autorin

Heike Achner, Jahrgang 1961, entwickelte bereits während ihres Studiums der Archäologie ein besonderes Faible für traditionelle Heilmethoden. Sie ist Gesundheitsberaterin, Mentaltrainerin und Tierheilpraktikerin und arbeitete viele Jahre in der medizinischen Forschung an Universitätskliniken. Zahlreiche Fort- und Weiterbildungen in alternativer und komplementärer Medizin und Hypnose. Seit zehn Jahren ist sie als freie Autorin in den Bereichen Gesundheit, Naturheilkunde, Tierheilkunde und Medizingeschichte tätig. Sie schreibt vor allem Fernlehrgänge, Ratgeber, Blogtexte und Artikel.

Mehr unter www.heike-achner.de.